U0273997

大众心理健康研究

李微光 ◎著

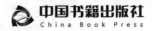

中国书籍出版社
China Book Press

图书在版编目（CIP）数据

大众心理健康研究 / 李微光著. —— 北京：中国书籍出版社, 2023.10

ISBN 978-7-5068-9613-9

Ⅰ.①大…　Ⅱ.①李…　Ⅲ.①心理健康－健康教育－研究　Ⅳ.①R395.6

中国国家版本馆CIP数据核字（2023）第198298号

大众心理健康研究

李微光　著

丛书策划	谭　鹏　武　斌
责任编辑	李国永
责任印制	孙马飞　马　芝
封面设计	博健文化
出版发行	中国书籍出版社
地　　址	北京市丰台区三路居路97号（邮编：100073）
电　　话	（010）52257143（总编室）　　（010）52257140（发行部）
电子邮箱	eo@chinabp.com.cn
经　　销	全国新华书店
印　　厂	三河市德贤弘印务有限公司
开　　本	710毫米×1000毫米　1/16
字　　数	162千字
印　　张	10
版　　次	2024年1月第1版
印　　次	2024年1月第1次印刷
书　　号	ISBN 978-7-5068-9613-9
定　　价	76.00元

目 录

第一章 绪论

如今心理健康教育俨然成为热门学科，在各大图书网络平台心理健康类的书籍长期霸占畅销榜，各大电视媒体节目中也有越来越多心理健康领域的专家出镜，"心理健康"成为一个高频词汇。党和政府对国民心理健康也高度重视，党的十九大报告中强调"加强社会心理服务体系建设，培育自尊自信、理性平和、积极向上的社会心态"，党的二十大报告中强调"重视心理健康和精神卫生"。但具体何为心理健康，还需进一步讨论。

第一节 心理健康概述

一、心理健康的标准

（一）普通人眼中的心理健康

生活中，我们会夸奖某人学习成绩好，某人工作能力强，某人人品好，但从没有夸过某人心理健康。我们不说心理健康这个词，但我们常常评估别人的心理健康水平。你一定听到这样的话，"别理他，他就是个怪胎""别跟他一般见识，他是个神经病"等。这些话语就是对他人心理健康评估的结果。你可以体会平常你在讲这样的话时，头脑中隐含的标准。这些评论背后隐藏的标准就是我们对心理健康的理解。普通人习惯用以下几条朴素经验的标准。

（1）和大多数人不一样。在一个单位、一个村、一个班级，如果某个人的言行举止、生活方式、行事风格、价值追求等和其他人明显不同时，人们就觉得这人很怪、不正常。

（2）行为和社会规范不一样。比如，家里有人去世，会贴白字、挂白灯笼、送白花圈，这是社会习俗规范。如果有人在家人去世之后贴红字、挂红灯笼，那么人们就觉得这家人不正常。再比如，一般来说穿衣服要把敏感部位遮住，但是有人偏把自己身体裸露出来，人们就觉得他行为怪异。

（3）放着好日子不过，把自己折腾得混乱、焦虑不安或是神情低落，这样的人也会被人们觉得有心理疾病。

（4）还有的人没有现实的理由却持续地自我感觉糟糕，这也是心理不健康。

（二）医生眼中的心理健康

同普通大众不同，医生则是以症状、病因和病程来判断人是否心理正常。我国心理学家郭念锋提出判断心理异常有以下三个原则。

（1）主观世界与客观世界统一性原则。心理异常的人可能区分不清头脑里面的感觉和外在的现实，比如坚信有人在害他、攻击他、诽谤他，并因此感到非常愤怒，痛不欲生。

（2）心理活动的内在协调性原则。心理异常的人的认知、情感和行为不协调，比如办喜事时哭泣，办丧事时大笑。

（3）人格相对稳定性原则。如果没有明显的外界因素而出现性格的反常被认为是异常，比如平素开朗外向的人，突然沉默寡言，孤僻不肯接触人。

（三）心理学家眼中的心理健康

美国心理学家马斯洛和米特尔曼（Mittelman）提出了心理健康的10条标准：

（1）有足够的安全感；

（2）充分了解自己，并对自己的能力有适当的评价；

（3）生活理想切合实际；

（4）不脱离周围现实环境；

（5）能保持人格的完整与和谐；

（6）善于从经验中学习；

（7）能保持良好的人际关系；

（8）适度的情绪表达与控制；

（9）在不违背社会规范的前提下，能恰当地满足个人基本需要；

（10）在不违背集体利益的前提下，较好地发挥自己的个性。

美国杰何达（M.Jahoda）认为应从6个方面建立心理健康的标准：

（1）对自己的态度；

（2）成长、发展或自我实现的方式及程度；

（3）主要心理机能的整合程度；

（4）自主性或对于各种社会影响的独立程度；

（5）对现实知觉的适应性；

（6）对环境的控制能力。

我国心理学家黄希庭教授等曾提出判断心理是否健康的5条标准：

（1）个人的心理特点是否符合相应的心理发展的年龄特征；

（2）能否坚持正常的学习和工作；

（3）有无和谐的人际关系；

（4）个人能否与社会协调一致；

（5）有没有完整的人格。

20世纪末，我国心理学界还开展了有关心理健康标准的大讨论，各位专家学者的看法不尽相同，如何判断心理健康，并没有形成统一的标准或答案。其争论主要表现在以下几个方面。

（1）心理健康的标准以谁为参照群体？

如果以大多数人的状态为标准，在评估上方便、简单明了，但在糟糕的环境或是极端的社会中，大多数人的心理状态可能都是压抑、扭曲不正常的，谈不上健康。如果以杰出人物的心理作标准，那我们面对的可能会是一个"病态的社会"和占人口绝大多数的"病态的人"。两者看似矛盾，如果我们不把心理健康看成单一的维度，而是两个维度，就能理解两者实则统一，前者是从统计学的角度，从异常症状的角度区分出有病没病，重点是强调心理健康状态不坏，但没有症状不代表状态很好。后者是评估心理状态是不是足够好。好的一定不坏，不坏的并不一定就很好。心理没病是心理健康的基本要求，心理状态更好是心理健康的追求。我们谈心理健康教育，谈提升心理健康水平，更多的是追求后者，希望每个人的心理健康状态尽可能好，向所谓"自我实现者"或者"先贤"靠近。

（2）心理健康的标准看适应水平还是发展水平？

适应水平侧重于个体与环境关系的现状，发展则指向个体与环境在未来可能达到的关系状况。也可以说，发展总是指向更高水平的适应，指向更成熟、更丰富、更健全的心理品质和心理生活。现实中各种心理健康问卷都是考察广义的适应不良或心理疾病。而临床咨询或是学校教师更多关注人的发展和潜能，因为有些表面看来属于适应不良问题，实际是发展受阻的一种表现。人理想的发展都是螺旋式上升的，适应和发展本是一体，心理困扰多是人发展中的一道道坎，正如美国人格心理学家埃里克森的成长性危机理论所认为的，遇到重大心理烦恼或是心理问题，心理健康的人最终能迈过去，表现为发展、成熟了一截，迈不过去的就卡在那里，表现为发展受阻，称为心理障碍、心理疾病。

（3）心理健康的标准要不要包含价值判断，还是只评估心理机能？

在我们的文化里，大家习惯用好人、坏人来评论人，很自然地认为好人是心理健康的人、为大家做贡献的人，坏人是心理不健康的。仔细思考这个逻辑，大家自然都觉得有问题，但现实生活中，大家还是不自觉地认为好人应该是心理健康的。福建师范大学叶一舵教授认为从个体与社会、个体与群体的关系来看，心理健康无法完全割断与品德和社会规范等的联系，因此心理健康的标准要考虑道德方面的表现。而华中师范大学江光荣教授主张心理健康只评估人的心理机能是否充分发挥，不要涉及道德价值等问题。笔者赞同江教授的观点。1990年世界卫生组织就提出健康新概念，健康包括躯体健康、心理健康、社会适应良好和道德健康四个方面，心理健康只是评估人的一方面。

（四）心理健康的理想状态

不管关于心理健康标准的争论有多少，总结各方观点，基本上都承认心理健康是一种内外协调统一、适应（尤其是社会适应）良好、积极向上发展的心理状态。1948年召开的第三届国际心理卫生大会对心理健康状态的描述基本完整，它涵盖四个方面：第一，身体、智力、情绪协调；第二，适应环境，在人际关系中彼此谦让；第三，有幸福感；第四，在工作和职业中能充分发挥自己的能力，过有效率的生活。

"身体、智力和情绪协调"是心理健康的基本要求，这些知、行、意、情的心理过程是维持正常心理状态的基本保障，也包含着身心和谐之意。当这三者出现不协调时，就是心理不正常，表现出很多心理症状，比如很困但失眠，情绪没理由地过于亢奋或是低落，或是感觉到非现实的存在。

"适应环境，人际交往和谐"是心理健康的重要表现，也是重要条件，它指个体能够与他人保持适当和良好的人际关系，能够在集体允许的前提下，有限度地发挥自己的个性，能够在社会规范的范围内，最大程度满足个人的基本需求。心理健康的人乐于与人交往，不仅能接受自我，也能接受他人、悦纳他人，能认可别人存在的重要性和作用。同时也能为他人所理解，为他人和集体所接受，能与他人相互沟通和交往，人际关系协调和谐；能与所生活的集体融为一体，既能在与挚友同聚之时共享欢乐，也能在独处沉思之时而无孤独之感；在与人相处时，积极的态度（如同情、友善、信任、尊敬等）总是多于消极的态度（如猜疑、嫉妒、畏惧、敌视等）。

"有幸福感"是心理健康的个体对自己的我评价和感受。其英文为"Well-being"，指一种生存状态，是对人生有重大意义的需要、欲望、目标得以实现的心理体验，是对美好生活的评价与体验，是对生命的理解与领悟，是对人生价值的自我直接肯定。它一部分是客观的，需要看目标达成与否，另一部分是主观的心理感受，心理学中更强调后者，所以将"Well-being"变成"Subjective Well-being"，即主观幸福感，用它来表达人们对自己的生活状况进行的整体生活或局部领域的判断，是主体与现实生活情境的协调及自我达到完满统一的自我认同及自我欣赏的感觉，并由此而产生的积极性情感占优势心理状态。心理健康的人无论外在客观的生活环境如何，能对自己感到满意和欣赏，对未来抱有希望，相信自己的生活会越来越好。一定程度上讲，一个人越接纳自己，越满意自己的生活，心理就越健康，就越感觉幸福。

"在工作和生活中能充分发挥自己的能力，过高效生活"是心理健康状态外在的呈现。心理健康的人因为内心对自己、对未来、对环境有更客观的、更积极的态度，没有所谓的"精神内耗"，能把更多的精力投入现实工作和生活中，使得工作和生活处于高效率的状态。

这一界定更多是对心理健康理想状态的一个描述，初看大家好像都符合，仔细反省自己，又会发现每一条都有提升空间。具体到每一条，比如何为"和谐"、何为"有幸福感"、何为"高效"，还是很难区分心理健康与不健康的，所以这一界定并不能直接用来判断个体的心理健康水平。为了方便评价个体的心理健康水平，研究者们编撰了一些问卷，比如症状自评量表（SCL-90）、PHQ-9量表等。这些问卷的编制思路是先按照理想状态抽取某些特定的维度，如抑郁程度、人际交往、躯体化反应等，选择一些代表性的状态来反映这些维度，然后根据大多数人对这些话语的反应（学术上称之为常模），人为制定一个划分的标准，将表现差于常模的人归为心理不健康。以SCL-90为例，一般的划分标准是总分高于160分，或是因子分大于2分。假设某人总得分161分，他算心理健康还是不健康？不能断定。因此需谨记，各种心理健康问卷的结果，不能用来直接判断我们的心理健康水平。

简而言之，心理健康就是身心和谐、自我和谐、人我和谐、内心澄明、积极向善的状态。这高度契合儒家的理念，正是孔子所追求的"从心所欲不逾矩"的状态。"从心所欲不逾矩"，表达了人的内在需求与发展同外在适应和谐统一的理想心理状态。尽管不同的时代和社会有不同的变化的"矩"，个体也有变化的"欲"，但这一总目标或标准是确定不变的。"从心所欲不逾矩"的生活状态也可以简单用"自在生活"来描述。自在生活可以被看作是对一种无拘束、无忧虑、生命自然绽放的生活状态。这种生活状态可能会因人而异，但通常包括以下一些方面：自我接纳，自在的生活状态意味着你能够接受自己的优点和缺点，并不试图去改变自己以适应他人的期望，明了自己的使命，感受到自己活力的释放。情感自然表达，自在的生活状态意味着你不被负面情绪所困扰，不被积极情绪所困，能够全然地体验到积极的情感和感受，也能够在消极的情感和感受中安住，如同白昼交替、四季轮回，不管刮风下雨、雾霾浓雾、风和日丽，天天都是好日子。内心平静，自在的生活状态还包括内心的平静和安宁，即使在面临挑战和困难时，不被过度担忧、焦虑或压力所压倒，仍然能够保持镇定和平静。自由选择，自在的生活状态还意味着可以自由地选择自己的生活方式和目标，而不受外界干扰或压力的影响。

二、对心理健康的拓展理解

日常生活中，很多人对心理健康相关的概念不清晰，比如，把心理不健康、心理有问题和心理有病混同，导致人们对心理问题的回避、加重对心理疾病患者的歧视和偏见。

（一）心理健康不等于没有烦恼

人们常常认为，那些整天忧愁、苦闷的人就是心理不健康，那些阳光开朗、自信满满、心理健康的人一定没有烦恼。其实，这种认识是错误的。

我们的生活本身就是由一个一个问题串起来的，时时刻刻都有麻烦，时时刻刻都有困扰，不过是大小的区别罢了，小到晚饭吃什么，大到高考报哪个学校，还有各种人情世故，都是问题，都是烦恼。

不仅如此，我们的人生总是会经过一些阶段，这些特定阶段总有一些重大特定的烦恼。比如，对幼儿来说，离开爸爸妈妈上幼儿园是巨大的烦恼；高考的焦虑和志愿的选择是每位高考学子的烦恼；大学毕业何去何从，这是毕业生们的烦恼；父母家人的催婚是大龄青年特定的烦恼；焦虑孩子成绩、忧心各种家庭矛盾是中年人逃不掉的烦恼；等等。烦恼无处不在，而心理健康的人则能够更好地应对这些烦恼。

（二）心理健康是一个维度，不是一个门槛

常常有人会问，有没有量表或是测试能把心理不健康的人挑出来？我们借由身体健康状况分布的例子来比较说明。对照图1-1从最右往左看，哪些人处在黑色区域？即那些身患绝症遭受痛苦的人，比如天文物理学家霍金，所幸他们在人群中所占比例少之又少。往左一点，变成深灰色区域，这个区域是那些患有慢性疾病、身体虚弱、需要常年接受医疗照顾的人，这样的人多了一些。到中间浅灰色区域，人数更多了，这些人平常身体没毛病，但通不过体能测试，或是一旦体检必然发现好多指标不达标，我们大部分人都在这个范围。再往左是白色区域，身体强壮的运动员们在这个区域，越往左表示他们的身体素质越好，显然这样身体超棒的人在人群中也是少之又少的。

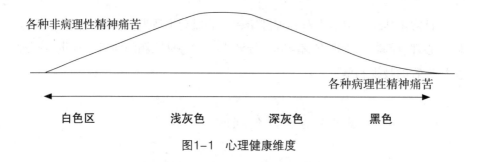

图1-1　心理健康维度

白色、浅灰、深灰和黑色区域的界限在哪里？哪里是心理健康和不健康的分界限？香港心理学家岳晓东认为，同"身体亚健康状态"一样，同样也存在"心理亚健康状态"，大概的区域就在浅灰和深灰交界处。但很遗憾，并没有清晰的门槛，没有截然的标准。心理健康水平状况最终还要靠自己来评判，最主要的依据是我们自己内心的感受。有七种常见负面感受，即焦虑感、罪恶感、疲倦感、烦乱感、无聊感、无助感、无用感。如果某段时间内这七种感受出现得越多越频繁越强烈，就说明我们在向深灰色的方向滑落，

心理健康状况在恶化，相反，这七种感觉出现得越少越微弱，说明我们在向着浅灰区域、白色区域靠近，我们的心理状况在改善。需要注意的是，这里强调的是在一个特定的时间段里，不能说上半年待业在家觉得好无聊，最近一个月工作很忙，觉得好烦乱，心理就不健康，此时不能把它们凑到一起来考虑。不少学生在高考之前的一段时间里，感觉自己考不上理想的大学，担忧自己考不好，然后很容易疲累，每天都睁不开眼，然后又觉得自己花了那么多钱来上学，考不上等于浪费爸妈的血汗钱，白费了自己多年的努力，感到强烈的罪恶和焦虑感，以至于影响正常的学习和作息，这时该学生的心理健康水平就是较差的。我们现在提倡心理健康，更多的是希望每个人尽可能让自己向左边白色的区域靠近一些，内心感觉更加充实、自在、舒展。

（三）心理健康水平在动态变化

直到今天，心理疾病或精神疾病的被污名化还是很严重的，很多人存在对心理问题的误解，对受心理问题困扰的人存在偏见和歧视，一旦某人被确诊为抑郁症、焦虑症或是其他心理疾病，可能长期得忍受他人的非议。其实，我们的生活不断在变化，心理健康状况也相应地在变化，可能变好也可能变差，心理健康水平不是只有正常不正常或是健康不健康，从内在冲突的程度来看，它大致有四个状态。请看图1-2。

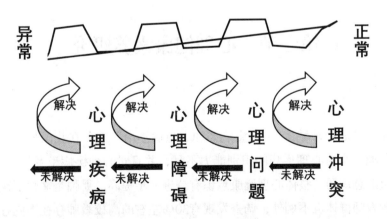

图1-2 心理健康状态

如前文所述，人们每时每刻都面临一些选择，选择犹豫时就会有烦恼，这些烦恼也被称为内心冲突。比如，孩子中考，妈妈犹豫要不要请假回家。这些冲突相对容易应对，人们的心理状态也容易调整，表现得稳定健康。但总有一些事情不那么好抉择，比如孩子报哪所大学？是复读还是去一所不太满意的大学？选择和谁结婚？等等，这些问题可能会让人烦恼好一阵子，表现为饭不思、茶不饮、夜难眠、易激惹，更有甚者引发家庭成员间的争执。我们可以说这时候你心里面装了一个大麻烦、大问题，可以简称为"有心理问题"。会不会一直在这样的大麻烦里面？如果你有很好的社会支持，比如好朋友或者开明父母的帮助，或者接受心理咨询，你可能没多久就做出了抉择，恢复到平常状态。

但如果缺乏必要且有效的疏导，某一时刻某个特定事件引发的烦恼（心理问题）就会进一步恶化，进而演变为心理障碍。

当心理障碍难以通过回避或者自我调节恢复平常、健康的状态时，比如社交恐惧、考试焦虑、婚姻恐惧等，靠亲朋好友的安慰、劝说很难改观，这时就需要心理咨询或治疗。通过心理咨询或治疗，人们是可能恢复到最右边正常健康状态的。如果讳疾忌医，情况就难以好转，可能长期受心理障碍困扰，或者进一步恶化为心理疾病。通过就医，结合心理治疗，大部分心理疾病患者是能恢复到正常生活、恢复到先前的心理健康水平的。

第二节　心理健康素养研究

在心理健康领域，"不知患病"和"患病不治"现象在我国长久广泛存在。普通大众对心理疾病的识别能力不足，并且对心理疾病患者歧视严重，心理求助意识弱，整体心理健康意识有待进一步提高。哪怕是文化层次最高的高校教师群体也不例外，调查发现有30%左右的高校教师存在不同程度的心理健康问题。高校教师基本不会因为工作事业、人际关系、恋爱婚姻问题去心理咨询，遇到子女教育问题才可能想到心理咨询，遇到心理障碍问题时，也只有30%～40%的人会寻求心理咨询的帮助。

澳大利亚学者焦尔姆（1997年）将此类问题归纳为心理健康素养不高，所谓心理健康素养是指"帮助人们识别、处理及预防心理疾病相关知识和观念"，后来焦尔姆（2012年）又将心理健康素养的结构调整为5个方面：预防心理疾病的知识、心理疾病的识别、求助和有效治疗的知识、有效自助策略的知识和心理急救技能。加拿大学者Kutcher等人（2016年）进一步强调心理健康素养中健康促进的方面，认为心理健康素养还应包含：（1）理解如何获得和保持积极的心理健康状态；（2）理解心理疾病和治疗；（3）减少心理疾病相关的污名;（4）增强心理求助效能。我国心理学家江光荣等（2020年）进一步区分出对待自我—他人、心理健康促进—心理疾病应对两大维度，将心理健康素养界定为"个体在促进自身及他人心理健康、应对自身及他人心理疾病方面所养成的知识、态度和行为习惯"。

江光荣等人（2020年）研究发现，我国国民的心理健康素养总体处于中偏低水平，大概处于60分的水平；其发展水平在地域、人口学分布上比较均衡；在结构上，大众表现出心理健康维护和促进的素养高于心理疾病应对的素养，自助的素养高于助人的素养。书店和网络平台反映出这一特点，有关心理成长的书籍远远多于心理疾病应对和治疗的书籍。他们的调查还发现，个体心理健康素养中，知识观念部分个体差异较大，态度和习惯部分个体差异较小。

李微光（2023年）采用以江光荣等的心理健康素养新概念框架为依据所编制的心理健康素养问卷，对山西省多所高等院校的424名教师进行抽样问卷调查，结果发现，相比60分的全国平均水平，山西高等院校教师的心理健康素养水平大概在67分，明显要高于普通大众。原因在于教师在心理健康（疾病）相关知识和观念上得分高出普通大众很多，而在心理健康（疾病）的态度和习惯上和普通大众相似，得分都较低，"知行分离"现象明显。这也验证了江光荣等人（2020年）的发现，社会经济地位，特别是受教育程度是效应最大的因素，且其对素养的知识观念方面影响较大，对素养的态度习惯方面影响较小。研究表明山西高等院校教师的自助心理健康素养低于全国平均水平，助人心理健康素养虽略高于全国平均水平，但同样是处在较低水平，且对心理疾病的污名化比较严重，服药依从性差，80% 的高等院校教师认为精神分裂症患者不安全，78% 的高等院校教师表示会自行减药或停药。

研究发现教师们对心理健康（疾病）越熟悉，心理健康素养越高。哪怕高校教师只听过一些心理学讲座，心理健康素养水平都有提高，而没有接触过心理学的高校教师在态度和习惯方面低于全国平均水平，这证实对心理健康（疾病）的熟悉程度是心理健康素养的重要影响因素。同时这也表明，受教育程度高并不意味着心理健康素养一定高。研究发现在非专业背景的教师中，相关专业背景教师的心理健康促进素养优于其他教师，而参加过心理咨询师资格培训的教师的心理疾病应对素养更优。研究还发现，辅导员的心理健康素养较高，专职教师的心理健康素养较低，这可能与当前高等院校心理健康教育工作主抓学工队伍、忽略专职教师的现状有关，辅导员接触患心理疾病学生较多，同时接受心理健康教育培训更多。需警惕一些心理健康讲座或宣传活动过于强调心理疾病的危害，这可能引发听众对心理疾病的恐惧，加剧心理疾病污名化。

同心理疾病患者的日常接触能促进个体的心理健康素养，也有研究发现接触虽能提升心理健康知识水平，但很难改变其内隐的污名化态度。本研究发现，接触的心理疾病患者是谁很关键，如是亲属患心理疾病，会促使高等院校教师去了解心理健康（疾病）知识，但并不会改变他们的态度和习惯；如是朋友患心理疾病，更能促进高等院校教师关注自身心理健康，改变对心理健康（疾病）的态度和习惯；如是同事患心理疾病，高等院校教师的心理健康素养不会有变化，可能原因在于不是朋友的同事患病，引发的不是亲近接触而是疏远排斥，甚至强化原有污名化态度。

山西高等院校女教师的心理健康素养普遍高于男教师，特别是在对待心理健康（疾病）的态度和习惯方面，这和之前调查研究一致。有研究发现年轻人的心理健康素养比老年人高，山西高等院校教师亦是如此，这可能和年轻教师学生时代接受过更多心理健康教育，以及工作中更多参与心理健康教育活动有关，而年长教师常常不参加学校组织的各种教育活动。

根据江光荣心理健康素养的概念，笔者试着讨论维护和促进自我心理健康以及如何应对心理问题（疾病）的策略。

一、维护和促进自我心理健康

健康不仅仅指身体不生病，吃啥啥香，还指一个人生活得舒坦、自在。经过漫长的岁月，人们总结出了很多有利于身体健康的办法，这些办法归纳起来就是：作息有规律，保证充足的睡眠；饮食均衡，营养搭配，少食多餐；适当有规律地运动。这三大原则如果能长期坚持，我们的身体素质一定能保持得不错。如果我们像平常有意识锻炼身体来预防生病、保持强健一样，遵从基本的心理保健原则，我们的心理健康水平就能保持在较为良好的状态，能够更多体验到自在、幸福。

（一）自我协调

自我协调指的是接纳自己，它指向的是我们和自己的关系。举例来说，早晨洗漱的时候，看见镜子当中的自己，你心里出现的是哪种声音？是对自己的欣赏，还是对自己的不满、遗憾甚至讨厌？抑或是最极端的体形嫌恶症，反复整容仍不满意自己的长相？自我协调，不仅仅针对相貌，还包括对身材、性别、能力、性格乃至家庭出身等自身多方面的接纳。

自我协调还包括过去我、现在我和将来我的协调，外显我和内隐我的协调，现实我和理想我的协调，自己眼中的我和他人眼中的我等。这些不同的我如果不能协调，就会产生很大的自我混乱，带来"精神内耗"的问题。想要心理健康，就要能接纳自己的不足和局限。

（二）身心协调

身心协调是指日常生活中的意志行为考虑身体的承受力，而不是强撑或是对抗，它指向的是我们和身体的关系。

一方面身体不适或疾病引起的心理反应会反过来影响身体的康复，另一方面心理活动和状态也会直接影响到生理活动。关于身心疾病的大量研究已经证实，多种身体疾病的主要病因在于心理因素，比如疱疹、湿疹等皮肤病，各种心血管疾病。因此我们应该留意听从身体给自己发出的信号。

（三）心理与环境的协调

心理与环境的协调指的是人的内在世界和外部环境的关系问题，我们的心理活动和行为，如果能和客观环境特别是社会环境保持协调一致，则无论在自我感觉、社会评价、活动效能等方面都会是正性的，失去内在心理与外部环境的统一性，人的心理和行为就难以为人理解，也会给自己带来困扰。

简单来说，心理与环境的协调就是要求我们活在当下。当我们为未来或过去的事情担心时，我们可能会错过与家人和朋友在一起的时刻，错过自己沉思和反思的机会，错过欣赏自然的美丽。当我们沉浸在未来的担忧和过去的遗憾中时，我们的压力和焦虑会不断增加，这种紧张状态会影响我们的身心健康，增加罹患焦虑、抑郁症等疾病的风险。当我们过于担心未来或沉溺于过去的事情时，我们的决策可能会变得不理智和不稳定。活在当下就是该做什么的时候做什么，专注于当前正在发生的事情，如实地活着。

做到活在当下并不容易，因为我们已经习惯了有目标、制订计划、考虑周全、未雨绸缪。与这些常识相反，我们可以试着学会放下这些思维，学着更加专注于当前的任务。例如阶段性关闭手机，以减少干扰，避免自己分心。训练自己活在当下最好的办法是学习正念生活，有意识地专注于此时此刻自己的感觉，对当下的一切不作任何判断、任何分析、任何反应，只是单纯地觉察它、注意它。比如，吃东西时，把注意力放在口腔内的咀嚼过程、食物的味道和气味上，感受每一口的味道和质地；散步时，注意脚底下的感觉，感受身体的运动和呼吸，包括周围环境的变化；做家务时，有意识地让你的动作变得缓慢、平稳、注意自己的动作，以及做这些活动时的感受；和他人交流时，专注于他人的言语和情感，关注他们的表情和姿态。

当你能更多地活在当下、和周遭的环境越协调的时候，你就会感到更加平静和有力量，更加创造性地应对和解决当下的问题，也能更好地享受生活中的美好，体验更多的幸福和满足。

（四）梦想和现实的协调

人总是有很多的愿望或梦想、有所追求的，否则就没有了生活动力，而梦想成真时也可以感受到自己的力量。尽情发挥自己的能力，有高效率的生活，当然也会感到非常幸福。愿望和梦想能的协调关乎我们在做一件事情之前的胜任感和做完事情之后的成就感，直接影响到一个人的自信心和幸福感。梦想太过宏大、不切实际，容易让人备受挫折，感到力不从心，让人处于总是无法感受到自己的价值和生活的意义的痛苦之中。没有梦想、随遇而安、得过且过，又会让人失去能力感。

梦想和现实的协调提醒我们要"心怀梦想，脚踏实地"。首先，需要明确自己的梦想是什么。这个梦想须是你自己内心真正追求的，而不是他人施加在你身上的包袱，这个梦想越清晰越明确越好。然后你可以试着把这个梦想分解成小目标，并制订具体的行动计划来实现这些小目标。在制订具体行动计划的时候，还需要考虑现实中的限制和挑战，调整自己的期望，以及如何尽可能克服这些挑战。因为很多事情并不是由主观努力决定的。同时，认识到实现梦想需要时间和努力。带着这样的认识，你自然就会更多地专注于过程，而不是结果；关注于当前的进展，而不是未来可能遇到的问题。在追寻梦想的道路上，既不好高骛远，也不妄自菲薄，而是遵从现实条件，并调整期望，专注于过程，不积跬步无以至千里。

如能时时事事提醒自己，遵从这四大原则，及时调整自己，便能使我们的心理尽可能处在一个建设性的、积极的状态。

二、应对心理问题或困境

如果内心藏着很多痛苦，正在遭受心理问题乃至心理障碍的折磨，该如何应对呢？有一些人会选择遗忘，寄希望于时间，他们认为"时间是最好的疗药"，希望随着时间流逝，某个事件带来的痛苦和影响会渐渐消失。也有人会选择自己看书学习，自我调节。还有一些人会选择向他人倾诉，来寻求慰藉和帮助。

目前国人主动求助心理咨询的意识还很低。其原因可能有三点。（1）有些人认为咨询只针对"严重的"心理问题或是心理疾病，如抑郁症或强迫症等，而他们自己的问题不够"严重"，认为自己可以处理好自己的问题，不值得花钱咨询。（2）很多人对承认自己需要他人帮助抱有羞耻感。因为对心理疾病或心理障碍的污名化还是较为普遍的存在的，人们可能将有心理问题视为无能、脆弱的表现，将接受心理咨询视为软弱的标志，导致很多人担心、害怕周围的人知道自己在接受心理咨询。很多人宁愿自己去学习心理咨询，而不是去接受心理咨询。（3）普通大众对心理咨询还是知之甚少。大多数人对于选择咨询师的途径并不是很清楚，也不知道自己适合什么样的咨询师，如何评价咨询师的专业性。心理咨询作为一个行业在中国才刚刚兴起，发展迅速的同时也存在很多问题，出现了鱼龙混杂的局面，加之一些影视作品不恰当的宣传，使得大众对心理咨询师群体的水平和形象不太信任。

其实心理咨询的对象是非常宽泛的。好比有人为了降低胆固醇去健身房，有人为了减肥去健身房，也有人是为了进一步提高运动成绩和身体状态而去健身房。不仅仅是内心备受煎熬的人，其他人也可以借助心理咨询实现对自己内在更深入的认识。

三、如何选择相对靠谱的心理咨询师

（一）专业背景或受训经历

考查专业性还需要重点考查是否接受督导。督导是指接受经验更丰富的咨询师对咨询中遇到的困难提供指导的过程。个体督导、团体督导越多越好。条件所限，没有接受个体督导和团体督导，至少也要有同辈督导，同辈督导是指从业经验差不多的同行，相互提供指导。

考查专业性还要看咨询师是否接受个人分析/体验，即咨询师作为来访者接受资深咨询师提供的心理咨询，特别是声称自己是动力取向的咨询师，如果没有接受个人分析/体验，大概率是不靠谱的。尽管其他派别不要求咨询师必须接受个人分析/体验，从咨询师的自我觉察能力来看，有一些个人体验比没有要好。

从咨询师简介中还要看他是否诚实。不少心理咨询师抓住大家对权威的信任，为了标榜自己专业以招徕来访者，喜欢给自己冠各种头衔，如教授、院长、主任、会长、委员、首席、资深、一级咨询师等，乃至某些貌似国际协会的头衔。这些头衔对心理咨询本身而言没有任何参考价值，反倒是可以说明，他们对自己的咨询水平信心不够。除了头衔，他们的从业经历或咨询累计时长通常容易夸大。因为除了在医院专职咨询的工作量有保证之外，在学校或是社会机构的咨询量没有想象的那么多，特别是刚从事心理咨询的头几年，更不用说只是个兼职咨询人员。

（二）是否有完整的咨询设置

咨询设置简单来说就是咨询师与来访者都要遵守的基本规则。如果在咨询前没有明确告知这些，或者在咨询中并没有遵守和维护这些设置，这样的咨询师肯定是不靠谱的。尽管各咨询派别的设置略有不同，但以《中国心理学会临床与咨询心理学工作伦理守则》（第二版）为准绳来开展心理咨询是基本要求。

（三）是否匹配

没有一位心理咨询师是全才，优秀的咨询师对自己的能力有足够的自知，知道自己擅长什么，不擅长什么。不问来访者的情况随意答应接手的咨询师，或者擅长主题特别多的咨询师大概也不是多靠谱。在寻找咨询师的过程中，最理想的是找到擅长处理你的这类烦恼的咨询师。

匹配更多是一种契合的感觉，初次咨询时询问一些问题，观察咨询师的态度、风格和回答方式，看看是否符合自己的期望。如果咨询几次之后，发现在咨询师面前你不能放松，感觉不到自在，大概率就是不匹配。

【练习活动】

一、当下的正念练习

首先，拿起一颗葡萄干，把它放在你的掌心或者拇指和食指间。

凝视它，想象你刚从火星上降落，就好像你一辈子从未见到过这样一个东西。花点时间去真正地看它，带着全部的关注仔细地去凝视它。让你的眼睛探索它的每一部分，观察光亮突出处、颜色较深的凹陷处、皱褶和隆脊处，以及任何不对称性或独特之处。

在手指间拨动它，探究它的质地，如果闭上眼睛可以增强触觉的话，可以闭上眼睛。

把它放在你的鼻子底下，每次吸气时，吸进任何可能升起的气味，注意到当你这样做的时候，你的嘴巴或者胃里可能发生的任何有趣的事情。

现在缓慢地把葡萄干送进你的嘴里，注意到你的手和手背如何准确地知道该如何放置它，以及把它放置在哪里。轻轻地把这个物体放进嘴里，不要咀嚼，注意到它是如何进入嘴里的。花一小会儿时间，用你的舌头去探索它在你嘴里的感受。

当你准备好的时候，要去咀嚼它了，注意咀嚼时它要用到嘴的哪个部位，以及它是如何到那个部位的。然后，有意识地咬上一两口，并注意之后发生了些什么，当你继续咀嚼的时候，体验一波一波释放出来的滋味。先不要吞咽，注意到嘴里纯粹的滋味和质感，以及它们如何在每一个瞬间里变化，也请注意到这个物体本身的变化。

当你觉得准备好去吞咽的时候，看看你是否可以首先察觉到升上来的吞咽的意图，所以在实际吞咽这颗葡萄干之前，哪怕是这个意图都是被有意识地体验到的。

最后，看看你是否可以感觉到它进入胃里之后还留下什么，感觉你的整个身体在完成这个正念进食的练习之后有什么感觉。

——摘录自马克·威廉姆斯，约翰·蒂斯代尔，辛德尔·西格尔，乔·卡巴金著《穿越抑郁的正念之道》

二、每天记录三件好事

"三件好事"练习，是积极心理学之父马丁·塞利格曼和密歇根大学彼得森教授设计的一种积极心理干预方法，可以提升个人幸福感、减少抑郁情绪。

每天晚上回想，找出并记录当天发生的三件好事，这三件事是让我（自己）觉得或快乐，或有意义，或感动的事，比如说读一本好书、吃到一道好菜、听到一个好消息……过程中重点体会并记录自己内心的想法和感受。

注意，所谓"三"件，是虚数，如果你想起更多的好事，当然可以多记录几件，如果想不起来，只分享一件也无妨。如果感觉这一天没什么特别的事，请尽可能从平凡琐事中找到三个好的小瞬间。所谓"好"事，可大可小，可以是升职加薪、表白成功，也可以是今天的晚饭很可口，也可以是路边的小花挺美的。

请坚持练习一个月、半年甚至更久，你一定会感觉到生活的变化。

第二章　自我意识

日常生活中，我们能很详尽地讨论、分析他人，比如某位明星或是某位领导，甚至普通的同事，但很难详尽地分析自己。"我到底是个怎样的人？""我适合做什么？""我应该怎么做？""在别人心里，我是啥样啊？""我活着的意义在哪里？"这些问题都和我们如何看待自己有关，对这些问题的回答也极大地影响着我们的生活。对自己正确客观的认识和评价也是心理健康的重要标志。

第一节　自我认识

电视剧《武林外传》中有一片段，吕秀才一番追问逼死姬无命，"你是谁？你是姬无命，姬无命只是个代号，我也可以叫姬无命，除去这个名字，你是谁？"同样的问题问你，除去你的名字，你是谁？

一、20句"我是谁"

请你在纸上写下20句"我是谁"的答案。可能你会觉得这很幼稚，但当你真正动笔写的时候，你会发现这并不容易。课堂上有不少大学生写不够5句话，他们或是觉得自己如此普通，没啥好写的，或是不确定自己到底是怎么样，因为他们从未审视过自己。你可以试试看，写的过程中请注意体会心里涌起的感觉。

你写的内容应该不会超出三个部分：第一，对自己生理方面的描述，包括性别、年龄、长相、体型等。比如："我是一个男生""我今年23岁"等。第二，对自己的社会角色、地位和名望等方面的描述，包括是谁的朋友、担任什么职务、在哪个单位等；第三，对自己心理特质的描述，包括能力、性格、兴趣、爱好、三观等方面的认识。比如，"我喜欢唱歌""我篮球打得不错""我想去旅行"等。这三部分对应着我们的生理自我、社会自我和心理自我。这三方面自我认识的发展是有年龄阶段的，生理自我最早出现，心理自我出现得最迟，一般在青春期才开始，到青年期才慢慢确定下来。

你写的话语还可以从三个层面来分析。第一层是自我认识，包括自我感觉、自我观察、自我分析、自我概念、自我评价等，其中自我评价是自我认识中最主要的方面，集中反映着自我认识乃至整个自我意识的发展水平。比如："我是某某单位的""我住在某某小区""我有点懒"等，这些认识在你看来都是客观的、真实的。

第二层是自我体验，包含着你对自己的情感，是自豪、自信，还是自卑等，其中自尊是核心。情绪情感附着在每一件事情上，也藏在你写的每一句话语中，我们对自己、对自己的不同方面有着不同的情感，比如同样说"我是某某大学的学生"这句话，张三感到的是自豪和骄傲，因为他从普通中学顺顺利利考上大学，没有让父母额外操心、费钱，而李四可能体会到的是失落和自卑，因为对于复读过的他而言，这所大学根本不是他理想中的学校。而在"我长得太黑"这句话中，张三感到了自卑。我们写的每一句话都饱含情感，不过是隐藏的深浅不一，甚至看似最客观的话语，如"我是男的""我是女的"在每个人心底唤起的情感都不同，这份情感不是指向外界，而是指向我们自己。同样是20多岁的人，你可以体会区别"我是女的""我是女生""我是女孩""我是女人"四句话背后的不同感觉。

第三层是自我控制，指一个人不受外界因素的干扰，能自觉调节自己的情感冲动和行为。包括自主、自立、自律、自我控制等方面，体现出你对自己生活的掌控感。比较"我总是忍不住玩游戏"和"我要努力，让我家人过上好日子"这两句话，我们能体会到前者对自己玩游戏的无奈，感觉生活不受自己控制，而后者让人感觉充满了希望和力量，生活在自己的掌握之中。你可以反复地品读你自己写下的这20句话。

自我认识是自我意识中最为基础的部分，决定着自我体验的主导心境以及自我控制的主要内容；自我体验又强化着自我认识，决定了自我控制的行动力度；自我控制则是完善自我的实际途径，对自我认识、自我体验都有着调节作用。

你写的这20句话能否完全完整地代表你这个人？肯定不足以。可为什么你刚才偏偏要写下这些而不是其他呢？你确信你真的是这样吗？你从什么时候开始确信你就是这样？当我们探寻我们对自己这些认识的来源时，我们发现，人对自己的认识主要来自三个方面。第一是现实生活，即当下我们的客观实际，比如性别、年龄、工作单位、家庭、成长的过程等，这些是不存在争议的事实。除此之外，还有大量我们自认为是现实的评价。人们常常把对自己的评价和对自己客观现实的描述混同，其实两者有很大的不同，比如"我身高1.7米"是一个客观描述，"我是个小个子"则是一个主观评价。当某人在心底认为自己就是个小个子的时候，他就认同了"小个子"所附带的情感和态度，并且指向了自己。第二是镜中自我，如同我们照镜子才知道自己是双眼皮，有几颗痣一样，我们对自己的认识和评价主要是从别人眼睛中看到，从他人的反馈中看到自己，我们是彼此的镜子。很显然，路人甲对你的反应和评价不会动摇你对自己的看法，我们生命中那些重要的人才是我们常照的镜子，比如父母、爷爷奶奶、兄弟姊妹、恋人伴侣等。很自然，他人眼中的你不仅取决于你的现实，还受他人自身的影响，极有可能存在歪曲。当你听到某人是个小个子的时候，你是按照你自己的标准去猜测对方有多高的。第三是理想自我，理想自我通常是镜中自我的反面，比如某人觉得自己是个小个子很糟，他就会在心底幻化一个高大的理想形象；或者某人自认为胖，然后就会有一个期待，期待自己有朝一日变得苗条性感或是精干。你一定注意到，很多时候人们想减肥和她真的多胖没关，和她觉得自己胖有关。如果只是喊着想减肥，却没有客观可描述的目标状态，她永远不会满足自己的形象。因为心底那个很胖的自我形象没有改变。可见镜中自我的真实与否、积极与否，极大地影响我们对自己的认知。

二、自我意象

刚才这个20句"我是谁"是你理智思考后对自己的描述，接下来我们一起来看看，在我们心底对自身形象的感知。问问你自己，如果你突然变成了一种动物，你会变成什么动物？如果你突然变成了一种植物，你会变成什么植物？你变成这样的动物或植物感觉怎么样？你高兴自己变成它吗？如果你可以随意选择变化，你更希望自己变成什么动物或植物？这个想象变化的活动如果能在放松或者类似催眠的状态下完成的话，效果会更理想。如同写作中的以物喻人，比如，"一位像老黄牛的干部""丁香般的姑娘"等等。想象活动中，你自然变化成的形象是你内心人格的写照，你更希望变化成的形象就是你理想的自己。

我们可以从不同角度理解这几个形象，心理学家朱建军认为肉食动物的形象反映攻击性、进取心等，食草动物反映温顺的性格，体格的大小反映心理力量的大小，并认为变成乔木的男性、变成花朵的女性心理自我比较健康，等等。每种动物和植物形象在我们的文化中都有着相对固定的寓意，比如，张扬潇洒的马、狡黠温柔的兔子等。但笔者不认为可以像周公解梦般查字典，在这个活动中动物植物形象和反映的性格特点、自我认识并没有一一对应的关系，每个人看到的动物形象、植物形象都带有独特的个人化赋意，比如张三发现自己变成野草，他体会到的是渺小、被人践踏，而李四很高兴看到自己变成野草，因为野火烧不尽，春风吹又生。你可以多体会，你对自己变成这样的动物、植物的感觉，觉察你都有哪些联想，这种动植物你所熟悉的特点，这些特点就是你心底自己的突出特点。

三、自我认识的偏差

我们还可以考察这几个形象之间的关系，活动中你自然变成的动物形象和植物形象给人的感觉是否相似？这两个形象是你希望变成的形象吗？我们可以把头脑中自然出现的形象看作你在自己心中的现实状态，你希望变成的形象看作你期待的理想状态。这样现实自我和理想自我之间就构成五种形态：

第一种，自我肯定型。现实自我和理想自我比较接近，通过努力可以实现理想自我。例如，有年轻男子看到自己变成大象和银杏树，这两个形象都有智慧、长寿的特点，一般给人的感觉都是积极的、美好的。反映出他对自己现实自我与理想自我认识的统一。

第二种，自我否定型。对现实自我的评价过低。比如，一位年轻女子看到自己变成一只小甲壳虫和一株不知名的野草，并且觉得自己就是如此，这两个形象给人的感觉很统一，但太渺小、卑微和弱小，反映出她对自己充满贬低，显得极其不自信。这样的人对现实中的自己的评价很低，并时常伴有没有价值感、自我排斥、自我否定。他们不但不接纳自己，甚至自我拒绝、自我放弃，表现为没有朝气、随波逐流、缺少激情、生活没有目标，其结果是更加自卑，从而失去进取的动力。

第三种，自我矛盾型。现实自我和理想自我差距很大，不能统一起来。比如某男子第一眼看到自己变成一只躲在墙角的灰老鼠，他感觉很不开心，他让自己重新变成一只飞翔的雄鹰。显然灰老鼠和雄鹰给人感觉截然不同，这反映出他对自己矛盾的认识。再比如，一位年轻漂亮的女孩第一眼发现自己变成一株玫瑰花，但后来她认为那只是一株月季花。玫瑰花和月季花看起来比较相似，但蕴含的特点和品质相差很大。自我矛盾型的人，内心冲突激烈，持续时间长，自我认识、自我体验、自我控制不稳定，稍有成功便心气高涨，偶遇打击便心灰意冷，整个人的心境像坐过山车。

第四种，自我扩展型。对现实自我过度高估，虚假的理想自我占优势，达成一种虚假的统一。比如某男子看见自己变成一条龙，变成一棵遮天蔽日却叫不上名字的大树，两者给人强烈统一的感觉，看着很高大很有力量，但却很虚渺。这反映出该男子对自己过高的认识和评价，表现出自我全能的幻想，但实际能力有限。这类人对自我的评价非常高，往往脱离客观实际，常常以理想自我代替现实自我，盲目高自尊，虚荣心强，心理防御意识强。其行为结果要么表现为缺乏理智、情绪冲动、忘记现实自我而沉浸于虚无缥缈的自我设计中；要么自吹自擂、自我陶醉，却不去为实现自我做出努力。

第五种，自我萎缩型。理想自我极度缺乏，对现实自我深感不满，自卑心理严重，导致自我拒绝。这和自我否定型不同，自我否定型的人对自己的认识是统一的、接受的，认为自己就是这样弱小、无用，而自我萎缩型的人对自己不满意，内心体验很痛苦，比如某人曾经认为自己是雄鹰，对自己充满期待，准备遨游四方，但经历某次挫折后，发现自己只是地上的一只土狗，现在想飞但没有翅膀，又不甘心只在地上跑，在这样的内心困境中挣扎，日趋躺平。自我萎缩型的人缺乏理想自我，但又对现实自我深感不满，他们消极放任、自怨自艾，甚至麻木、自卑，以至于越来越消沉、对自己丧失信心，严重的还可能自伤、自残。

因为有以上的这些偏差，相应地他们对自己的评价也会失真。自我否定、自我矛盾和自我萎缩的人常低估自己，看不到自己的价值，夸大自己的不足，感到处处低人一等，丧失信心，严重的还可能发展为自我厌恶甚至走向自我毁灭。而自我扩展的人则容易高估自己，习惯用放大镜来看自己的长处，甚至把缺点也看成优点。相应地，在对待自己的情感体验时也有差异，自我否定、自我萎缩的人常感觉自卑，自我扩展的人常感觉自负，而自我矛盾的人时而心气高涨，时而自愧不如。

这些不同也会表现在人际交往中，自我扩展的人常常会以自我为中心，他们的人际交往模式是"我好，你不好"或"我行，你不行"，习惯发号施令，易表现为夸夸其谈，炫耀自己，傲气十足，缺乏谦虚，甚至有强烈的支配欲和占有欲，同时拿着显微镜看别人的短处，蔑视他人，觉得周围其他人幼稚、不成熟，由此使大家对他们敬而远之，反过来受到周围人的厌烦，他们又觉得孤单。自我否定、自我矛盾和自我萎缩的人则是"别人都好，只有我不好"或"别人都行，只有我不行"，常表现为拘谨、害羞、胆怯、紧张，不敢主动交往甚至躲避或恐惧交往，这必然会产生交往障碍，这类人常与自我扩展的人一拍即合，仰慕对方，听命于对方，时间长了又觉得不被尊重，倍感难过。

四、自尊

对自己认识的偏差本质上反映着怎么看待自己，是否喜欢自己。这种看待自己的眼光对我们的心理平衡极为关键。如果评判是积极的，它会让我们自我感觉良好，高效地行动，能够面对生活中的各种困难；如果评判是消极的，便会带来各种烦恼和痛苦。这些在成长过程中关于自己点点滴滴的情感体验汇集、沉淀就形成一个人的自尊。

根据美国心理学家库珀史密斯（1967年）的看法，自尊来自三方面的感觉，第一是重要感，在心理上渴望别人的接纳与支持，感觉到在家庭或集体中与别人一样的重要；第二是成就感，在学习、生活、工作中取得成就，从而肯定自身的价值；第三是能力感，指在学习、活动和社会交往中证明自己有待人处事的能力，从而产生自信心。法国心理学家克里斯托弗·安德烈和弗朗索瓦·勒洛尔认为，自尊主要来自两大需求，第一，感觉自己被人爱（被欣赏、同情、受欢迎、被人渴望等）；第二，感觉自己有能力（表现好、有天赋、能干等）。在工作中，我们想成为某个领域的专家，也想得到同事的欣赏；在情感生活中，我们并不只是渴望伴侣的爱，还希望得到崇拜和尊重。被爱而不被崇拜和尊重令人感觉耻辱，得到尊重却不被欣赏则会让人沮丧。

许多研究发现自尊可以预测主观幸福感和心理健康。高自尊与乐观、主观幸福感、情绪稳定、低抑郁水平等高度相关，拥有高自尊的人在面临消极事件时表现出更少的压力和消极情感。自尊较低的人常常难以做抉择，因为他们往往更容易受到周围人的影响，包括父母、领导、朋友等，尤其是人生的重要时刻，比如报志愿、选专业、处对象、找工作等，他们更可能随大流或是从众，遇到困难或反对意见就放弃，比如减肥、戒烟，总是不能坚持。自尊水平高的人更可能坚持自己的想法或行动，特别是他们所看重的事情，对他们不感兴趣的事情他们能果断地退出或是拒绝。而自尊较低的人反倒是迫于他人的压力或是难以下决断，继续坚持自己本来不愿意或是不喜欢的事情。

自尊较高的人在决策中有自己的主见，表现为有创造性，遇到困难能坚持，也更容易对抗他人的影响，面对失败恢复得更快，不会因为一次的挫折就看低自己，面对批评他们表现得更坚定，常常听不进批评意见，同时反击也更厉害。他们会坦然接受别人的称赞，因为他们觉得得到肯定是理所应当的。他们会享受成功，成功进一步提升他们的自尊，他们不断突破自己的极限，追求成功，喜欢冒险。

自尊较低的人在决策中太在意别人的看法，不敢出头，不敢随心而动，遇到困难难以坚持，迫于外界压力容易放弃自己的想法，失败或是批评常常带来更多的痛苦或自责，特别是自认为擅长的方面或是很努力过后，表现得更犹豫或者墨守成规。面对赞美他们更多的是感到尴尬，不知道如何回应，获得成功的时候也忐忑不安、喜忧参半，担心之后不能达到别人的期望，不能保证下一次还成功。所以他们内心是害怕失败的，最保险的就是不冒险，中等水平就好。

自尊不仅仅有高低之别，也有稳定与否。研究者根据自尊水平的高低和自尊表现的稳定程度，区分出了四种自尊类型。

表2-1　自尊的类型

自尊的稳定程度 ＼ 自尊水平	高	低
稳定	稳定高自尊（自信友善）	稳定低自尊（逆来顺受）
不稳定	不稳定高自尊（敏感防御）	不稳定低自尊（怨恨懊恼）

第一种，稳定高自尊。

也称为安全型自尊。一方面，他们对自我现状常常是满意的，对自己的能力和存在价值充满自信，即使这种能力和价值并不比别人高；另一方面，由于他们对自己很满意、很自信，所以在生活工作中他们都恰恰表现出社会所期待的良好形象，对别人的行为倾向抱有善意假设，社会环境自然也就作出良好的反馈，从而与社会环境形成良性互动，进而不断改善和提高其自尊状况。情绪和自我评价受外部环境影响较小，日常情况下自尊水平波动小。他们不会花太多时间和精力去刻意维护或鼓吹自己的形象。面对批评时不会紧张，能仔细倾听对方的意见。面对失败，也表现得平静、坚定，这样的人不会时时刻刻怀疑自己的价值，他可以接受自己有时无法完全控制局势，不觉得自己因此低人一等或者被人藐视，并很快恢复心理平衡，从而保持心理的和谐与健康。比如《红楼梦》中的贾宝玉，他一直认为自己就是块宝。

第二种，不稳定高自尊。

也称为脆弱高自尊或防卫性高自尊。他们对自我持有过度积极的态度，同时这种积极态度很脆弱，他们的情绪和自我评价容易受外部环境影响，日常情况下自尊水平波动较大。所以他们需要不断地确认自我价值，表现为特别好面子、特别固执、听不进别人意见，哪怕明确给出证据他错了，他也会执拗地维护自己的立场。他们强烈渴望得到别人的肯定和赞赏，周围的人需要小心恭敬地维护着他的存在感、正确感、自我感。当他们脆弱的自尊受到威胁时，会无意识地消极评价自我以及采取防御行为，就怕别人碰到他那个不太自信的内心，表现出较高水平的自恋现象，当他们被拒绝或者被否定之后，更容易"怀恨在心"，从而有意识或无意识地进行"报复"，包括说对方坏话，给对方较低评价等。哪怕没有遭到威胁，也常常说话带刺、语气很冲，因为他们急于证明"我比你优越"。在受到重大打击时，尤其是处于竞争状态、受到攻击的情况下，他们对批评或失败的情绪反应激烈，极力为自己辩护，表现很脆弱。面对遇到的各种挑战，无论大小，都如临大敌，视之为对自己形象的巨大挑战，因此更加脆弱。

第三种，稳定低自尊。

这样的人对自己的评价一直很低，长期生活在较为消极的情绪状态，很少用心提升自己的形象和自尊水平，很难受外界环境或是成功的鼓舞，坚信自己无法达到个人目标，习惯接受甚至忍受自己的低自尊。在人际交往中逆来顺受、不大会主动表达观点。他们觉得自己就是不好、不行，总是逆来顺受，在生活工作中也不太有想法，也没什么大志向，得过且过。比如《红楼梦》中的贾迎春，她对于外界逆来顺受，在家连自己贴身丫鬟也不敢去保护，后来被父亲卖给人家抵债，最后不幸被丈夫虐待致死。

第四种，不稳定低自尊。

也称为脆弱低自尊或破坏型自尊。他们的自尊也很容易受到外界因素的影响，无论是正面的还是负面的，所以情绪波动较大。他们承认在现实生活中自己不太好，内心又总是不服气，觉得自己应该还可以，甚至很牛，对自身表现有高标准严要求，一旦遭遇失败会进行高度自我批评。他们的自尊在赢得赞许或取得成功后会阶段性提升，但维持不了多久就会下降，直到新的困难出现。这样容易患得患失，内心骚动不安，有很多希望自己出人头地、扬眉吐气的想法，一遇到挫折，又容易怨恨懊恼，后悔以前哪儿做得不好，希望将来做得更好，但是又很容易就被外界一棍子打回原地。他们努力想在别人面前塑造一个更好的形象，渴望得到他人的赞许，表现得谨慎、小心，结果常常活在他人的目光里。

高自尊一定好吗？

高自尊的人的优点在于更坚持自己的意见，面对挫折坚韧不屈，反过来看，这些也可能是他们的缺点，他们不容易听取别人的意见，也可能太过立场鲜明而得罪他人。低自尊的人犹豫不决，面对可能的失败容易过度焦虑，反过来看也可能是优点，他们审慎、考虑周全、有耐心，谦虚低调。

总的来讲，自尊水平高一点、稳定一些，总是好的。只是我们要知晓，自尊并不能代表一个人的全部。虽然稳定高自尊通常意味着心理更健康，也更容易获得事业成功，但它并不是道德品质的保证。如果不懂得自我成长，很可能成也高自尊，败也高自尊。

第二节　自我接纳

通过前面的练习活动，或许你现在发现自己不是自我肯定型，也不是稳定的高自尊，你感到很沮丧，你也想要变得更好，多一些自我肯定，有稳定的高自尊。或许你也曾努力地学习，尝试过各种方法来改变自己，却总是感觉不够好。甚至在努力的过程中，你越来越觉得自己问题多多，需要"大修"。

比如，"我觉得自己领导力不够，虽然从小到大都是班长，但我觉得自己不够有魄力，镇不住人，不像别人那么有号召力"。

"我觉得自己性格很有问题。我比较内向，不知道怎么和领导打招呼。不说上台演讲，就是部门开会发几句言，我也容易紧张。"

"我……"

归纳成一句话，就是"我有问题"。

很可能，没能变得更好的原因不在于你不努力，或是没坚持等等，而在于你不停地想要改变自己的心态本身就是问题所在。觉得自己不够好，四处寻求方法完善自己、提高自己，然后发现很多比你自己厉害或是好的人，比较之后发现自己确实有问题，最后觉得自己更加不好，乃至感觉自己问题严重。太过于想改变自己，本质是排斥和否定自己，不管是排斥还是否定，都不会让自己快乐，只会带来焦虑和疲惫，乃至自怨自艾或者自暴自弃。如果你属于这种状态，你最需要做的事情是放弃变好的想法，停止四处寻医问道，然后你试着发现自己身上的一些小确幸，当你坦然地接受自己的状态时，你会发现改变自然而然就地发生了。

约翰·威尔伍德（John Welwood）在《爱与觉醒》一书中将我们的内心比喻为一座城堡。城堡里有成百上千的房间，每个房间里都有不一样的珍宝。小时候你习惯随意进出每个房间，当你慢慢地长大，城堡里来过很多大人，有父母、有老师、有长辈、有领导，他们陆陆续续地指出，这间房太灰暗，那间房太潮湿、那间房乱糟糟，这些房间太影响城堡的美观，应该锁起来，你听从了他们的意见（命令）。你一天天长大，城堡里被关闭的房间越来越多，你只是在少数的几个房间里进出，城堡日益失去从前的光彩。有时候你也会参观他人的城堡，当你看到他人某些美丽的房间，又会自叹不如，你忘掉自己的城堡原来也是高大宏伟、富丽堂皇的。

这些关闭的房间里藏着我们所谓的缺点。你是否觉得自己胆小怕事、贪婪、自私、懒惰、丑陋、脆弱……你可能在想尽办法要改变，或是极力掩饰，或是直接否认你有这些特点。

这些关闭的房间里还藏着我们内心的阴暗、丑陋。你或许为自己忍不住嫉妒他人的心而羞愧，在为自己的谎言而狡辩时感到慌乱，你相信一个好人不会如此，也不应如此。你为自己一直冒充着好人而忐忑不安，担心别人看穿你的掩饰和虚假。

这些关闭的房间里还有着我们过去的痛苦，或许你的生命中有些不愿回忆的遭遇，你是如此地渴望它们从未发生该是多好。

尽管这些缺点和不足、阴暗和丑陋、痛苦和不幸被你关闭起来，你极力地回避它们，甚至否认它们的存在，但它们时时暗示着你，让你感觉自己满身缺陷、令人讨厌、一文不值。由于它们的存在，你总觉得自己心中潜藏着某些肮脏的东西，所以总是不愿正面自己的内心，生怕这肮脏暴露在众人面前。

你忘了一点，光明与阴暗、欢乐与痛苦、好与坏等等，它们本是相生相伴、一体两面。要追逐光明，你就必须体验阴暗。要享受欢乐，你必须感受过痛苦，当消极的想法和情感受到刻意压抑和回避时，与之对应的积极想法和情感也会被波及。如果你否认自己的丑，你也就感觉不到你的美，因为你无意识地，时时刻刻花费心力在掩饰你自己的丑。你处在不停的"内耗"中，不能真正感受自己的美，不能享受欢乐。

因为你只看到他人城堡里敞开的美丽房间，你可能没有注意他人的城堡也有一些是锁着的，你不知道里面是什么。你也顾不上去想，因为对照他们美丽的城堡，你感觉自己的城堡糟透了。其实大家都一样，你所羞愧的、极力掩饰的、不愿回忆的痛苦他人也都有。

想要让城堡焕发活力，我们不用额外去添砖加瓦，只需要去打开那些关闭已久的房间，让它们重见天日。只有勇敢地面对我们内心的全部，不加区分、不加评判地接受这些好与坏、阴暗与光明、痛苦与欢乐，承认和接受完整的自己，我们才能拥有选择的自由，根据现实需要自由地出入每个房间，我们才能活得自在。

现在你已经长大，你有力量去打开那些尘封已久的房门，去面对真实的、丰富的、被遗忘的不同样貌的你自己，感受完整的自己。

一、接纳自我的途径

（一）扩大对自己的认识

想要更加全面、客观地了解自己，可以从以下几方面做起。

1.通过他人来认识自己

前文提到"镜中自我"的概念，对于没有形成"自我意识"的小孩来说，他不知道真实的自己是什么样子，所以他需要借助他人的目光来了解自己。而对于自己没有办法确认自己内在价值的成年人来说，他人的目光依然是他们的镜子。他们以为"他人镜子"都是平面镜，但其实往往不是。

作为我们生活中最重要的他人，父母习惯反映、指出孩子的劣势和不足，并一再地批评孩子的缺点。他们相信夸赞使人骄傲，骄傲使人失败，批评使人谦虚，谦虚使人进步。孩子从父母眼中更多地看到自己的形象是不够好的，或是糟糕的。这样的行为实际上导致或强化了孩子的自卑。比如一对开朗外向的夫妇常常批评他们的孩子太闷、没朝气，孩子长期以来从父母眼中看到自己一个显著的缺点，闷、没朝气，他可能坚信自己就是很闷的人，并觉得自己不够好。孩子们坚信父母和大人们是对的，不好的肯定是自己。这个孩子成年之后，如果有上进心，他就一直企图让自己变得活泼。

很少有人意识到，错的可能是镜子，或是镜子只照出了我们的部分形象。要想验证这一假设，我们可以去多照一些镜子，一些更真实、更具抱持性的镜子。我们可以试着去询问父母或者其他重要的人，了解在他们眼中我们更全面的形象。比如这位觉得自己闷的孩子，如果他去询问同事和朋友对他的感觉和看法，朋友很可能给他反馈，他很沉稳、挺踏实的、挺好的，或是朋友反馈他并不闷，甚至觉得他有时候还有点小幽默。他父母觉得他闷的原因可能在于他俩自己属于那种特别活泼的人。同样也有可能我们自以为的优点其实只是父母眼中的优点，在同学和朋友眼中其实很一般，甚至反馈回来是他的不足。当我们把从不同关系视角回馈的形象整合在一起，我们能感知到我们自己更加完整、立体的形象。当然，因为我们的文化讲究恭维，不伤别人面子，要想从周围的同事、朋友那里听到真实的回馈也不容易，需要我们真诚地去询问。

另外，我们可以通过和他人的比较来认识自己。人总是不由自主地将自己和他人进行比较，却常常陷入"人比人，气死人"的境地。自我否定、自我萎缩的人常常觉得自己比不上他人，容易产生焦虑、嫉妒、失落等负面情绪。自我扩展的人总是觉得自己比他人强。当然，还有一些人习惯用"比上不足，比下有余"来安慰自己，维持自己脆弱的自尊。

和他人比较是不可避免的，和他人比较不是和他人竞争，恰当的比较不是去比高低和好坏，而是在比较的过程中发现我们和他人的区别（注意不是差距），从而看到自己的特点，相对的优势和劣势，了解自己在相似人群中的位置，从而调整自己追求的目标，尽可能发挥出自己的特点。

2.在社会实践中认识自己

对自己持开放的心态，在各种社会实践中尝试，根据自己真实的活动表现和成果重新认识自己。比如，如果你坚信自己"我不会唱歌"，你就不会去尝试在他人面前唱歌。如果放开自我，真的拿话筒唱一首熟悉的歌，或许就能修改对自己的认识，"我不会唱歌"就会变为"我唱得很一般"，"我这首歌唱得很一般""今天这首歌我唱得很一般"。当你说"我这首歌唱得很一般"时，隐含着另一层意思，我有的歌唱得还可以，当你说"今天我这首歌唱得很一般"时，隐含着改天我可能唱得比今天好。将自己看成可以改变，不断在变化的，有变好、变得更适应的潜力的人。很多时候不是我们原本如此糟糕，而是被自我固定的刻板认识束缚着手脚，不愿去尝试，不愿尝试的结果是表现得确实差，反过来更加强化头脑中负面的自我认识，也就是所谓的自我验证效应。越是开放自己，勇于去尝试各种不同的活动，丰富自己的阅历，锻炼自己，越是能增加对生活的感悟和体会，越是能发现自己的多个侧面，更了解自己面对不同问题时的选择，看到自己潜在的能力，实际活动的结果能比他人的评说和自己的想法要更加真实地给予我们反馈。

3.自我反省/自我觉察

对自己进行剖析是增加自我认识的好方法。剖析不是批判，剖析更多的是如实分析现状，包括我们自身的价值观、我们热爱的事情、我们想要体验和实现的事情。什么环境能让我们开心和投入，影响着我们的思考、感受和行为方式及我们对别人的影响力等？这些问题都是值得我们思考的。

做好自我反省，首先要避免反刍思维，当你开始为一个错误纠结的时候，可以问问自己：别人会像我一样关心这件事吗？如果答案是"不会"，那就努力去忘掉这个错误。别人并不会特别关注我们的错误，我们也没必要在情绪上苛责自己。其次是学会按下暂停键，当你又开始纠结和自我怀疑的时候，可以去做一些快速的、有积极意义的事。比如收拾房间，拜访朋友，或者运动一会儿。最后要学会积极思考，面临问题时过于思考"为什么"只会让你更加关注你的局限，而思考"想要什么""得到什么"能帮助你看到自己的潜能；"为什么"会引发消极情绪，而"想要什么"让我们保持好奇心；"为什么"让我们纠结于过去，而"想要什么"帮助我们创造更好的未来。

（二）重新建构自己

不管童年经历了什么，它都已经过去。其实每个人都有成功和失败的经历，每个人能生存下来都是有能力的，是值得被爱和尊重的。现在的经历，也仍然时刻在改写着你内心对自己的看法。作为成年人，我们应该对自己负责，主动发起积极行动，表达出友善，促进自尊，学会爱自己、看到自己的好。

1.放弃完美主义

如今这个时代，媒体不停地在宣传完美人生，这样的社会文化氛围给了大家很多压力。还有所谓追求卓越、追求极致的竞争文化，也逼迫着很多人对自己过分严苛，自己的目标一再调高，永不满足，使得自己不停地在奔跑，不能喘息，稍作休息便焦虑不安、担心惶恐。比如，很多女性总想着自己要做世上最好的妈妈，很多新老师想着要做最好的老师，这些人不停地"鸡"自己，也自然给身边的人以极大的压力。

很多人觉得自己过得不好，特别是被重要的人疏远或是贬低，是因为自己不够好对方才如此对待自己的，所以心底里总想着自己要是变得"完美"（心目中重要他人所看重的特质），自己就会受欢迎或是被爱戴。这些人经常把"如果我怎么，他们就怎么，我就幸福"的话挂在嘴边。比如"如果我成绩好，考上985大学，爸妈就能在亲戚们面前抬头挺胸，我就会幸福"，殊不知这个如果是永不可能实现的，一个如果成真，又会跳出下一个如果。一直活在这样的幻想里并不能帮助我们感觉幸福或是自在。

古人讲"知足常乐"，知道满足，感恩现在拥有的，我们就会过得自在一些。对待他人如此，对待自己更应该如此，足够好就够了。接纳自己，不是自我批判，也不是自我赞美，而是坦然接受在自己身上曾发生的一切，并包容这个真实的、不完美的自己。

2.灵活看待自己的特点

接纳自我需要勇敢承认自己所谓的不足或者劣势。当我们能接受自己身上的坏时，身上的好才能体现出来。比如，当一个人不再刻意压制自己的胆小时，他就不需要用男子汉的面具来伪装自己。他心中原本具有的敏感、谨慎和害羞等特质，这时自然表现出来，别人也更容易接近他、理解他，他自己过得也轻松很多，他可能很快发现自己多了一个容易亲近的优点。

世界上没有轻巧灵活的大象，没有既会游泳又会爬树的鸭子。没有人是既稳重又活泼、既有大局观又重细节且精益求精的。重要的是明了自己的优势和劣势，同时辨别这些优势和劣势是天生的，还是后天习得的？如果是习得的，可以尝试努力改变以适应生活；如果是天生的，则要放弃补短的想法，接受自己的不足或缺憾，更多地把注意力放在优势上。

对于所谓的缺点或劣势，还可以试着换个角度去看待，看看能否找到对应的优点，比如缺乏激情听起来是个缺点，但同时也意味着比较冷静；固执好像是个缺点，但同时也说明善于坚持；易冲动也可以认为是做事情迅速、有效率。如果能看到缺点对应的优点，并用到恰当的地方，我们对自己的感觉就会好很多。

有些时候，受限于心中的"我不行""我不可爱"等自我形象，人们习惯下意识地压抑自己的某些积极特质，让它们无法表现出来。比如，你在努力保持谦虚低调的同时也压抑了自己的独特见解。我们既需要正视自己的缺点，也需要坦然展现自己的优点，这不仅可以帮我们树立起真正的自爱，也可以让我们更容易发现别人身上的优点和长处。

3.重新诠释过去

承认自己的优点和长处，学会以自己为荣，这并非易事。说到某些缺点，你可能会想起很多"事实"来证明。你可能看着镜子中的自己，认为自己丑得不可救药。你可能历数自己多少次和成功擦肩而过的经历，确定自己就没有成功的命。

认知心理学对心理健康研究的最大贡献可能就是证明了感觉、知觉和想法不一致。"13"这个图形我们每个人的视网膜上的成像是一样的，但在不同的情境中，我们知觉到的可能是"13"，也可能是"B"，而不同文化的人看到数字13唤起的情感也不同，基督教徒想要回避这个不吉利的数字，而中国人则不觉得有什么特别。回顾我们自己的人生经历，我们是根据那些一再重复的事件来确认自己的，比如从小数学成绩就不好，我们就给自己一个定义，我不擅长数学、我学不会数学。从此反复循环证明，越认可自己不擅长数学就越学不懂数学。我们忘了"小时候数学成绩不好"并不是确定的事实，准确来讲是"小学有几次数学考试，我没考到（父母、老师）理想的分数"，"没考到理想的分数"是不是只有"天生就不擅长数学"这一个绝对的原因？很遗憾小时候的我们很少能挑战这一结论。如今，你可以重新仔细想想，那几次分数不高是不是可能因为考试前几天父母在家吵架，你没法安心复习，或者考试前吃坏肚子了，亦或是当时贪玩，考前没好好复习，等等。

我们自定义的特质是如此，我们自认为所遭受的痛苦经历也是如此。经历的事实并不会改变或是重来，但只要我们能找到合适的诠释方式，任何消极的经历都可以呈现出积极的意义。如果我们能够用新的、积极的方式诠释过去的不快经历，就更容易接纳和包容它，从而摆脱它对我们生活的持续影响。

二、做更好的自己

自我接纳、内心和谐的人不是选择"躺平"、不是自暴自弃。他们接受自己是普通人的事实，有自己的缺点或劣势，但不会厌恶自己，有自己的优点或是优势，也不会不可一世地吹嘘自己，而是觉得自己是"够好的"。对自己有着准确的认知，在此基础上制定可以企及的目标，而不是说"躺平"，放弃努力。他们的目标不是去追求第一、最好、最美、最有钱，不是去成为某某第二，而是在目前的基础上再进步一些就好。他们看着远方，脚踏在眼前，安稳地走在路上。

自我接纳的人对自己真实又坦诚，他们接受自己是普通人的事实，有阴暗的思想，偶尔也有邪恶的念头，不介意别人发现他们内心的这一面。不会刻意地粉饰自己的生活，做事情的时候不太考虑别人对自己的评价。

看到这里，你可能觉得有道理，是应该这样对待自己。可过上一阵子遇到某些不如意的事情，你可能又恢复原来的样子。如何巩固内心对自己的认可和接纳？这需要持续地投入行动。

（一）区分对事实描述和评判

前文谈到感觉、知觉和想法的不一致，大脑皮层主动对模糊的感觉形成知觉上的认识，这大大加快了人类认识世界的效率，但这一过程常常受大脑的偏见影响而失真。现实生活中很多人的话语常常省略对事实的描述，直接开始主观的评判。比如，"一进门张三就跟我打招呼，李四只是看了我一眼"这是描述。"张三热情，李四冷淡"就是评判，评判都是有预设立场或是相对性的前提。当评判替代描述直接表达时，使得描述失去了其他可能的理解。对待他人是这样，对待自己亦如此。多描述事实，少直接评判，接受事情发生的多种可能性，而不是着急下结论、归结为某些恒久的特质。如同印度哲学家克里希那穆提所说："不带评论的观察是人类智慧的最高境界。"

（二）调整期望值，内在自我控制感

研究发现，低自尊者或者自尊不稳定的人更多追求外在目标，稳定的高自尊者更多追求内在目标。因为外在目标可以被他人看见，易于比较。对很多人来讲，考上清华北大的人就比考上复旦的人强，年薪百万的人自然比年薪10万的人有本事、更优秀。但是，外在目标难以控制，考好大学、高薪工作不是你自己能决定的，运气、时代或者其他因素都很重要。将成功归结为自己姑且可以提升自我认可，可失败的时候也会打击自信。内在目标更容易控制，因此高自尊者能从自己的生活中获得更多的成就感，从而巩固和提升对自己的认可。所以，你可以追求友善，而不仅仅是某人的喜欢；追求运动习惯，而不仅仅是锻炼身材；追求努力和投入，而不仅仅是结果。

（三）坚持行动

关键是小步快跑，要把大任务拆成小任务，先获得一些小成功；把大关爱拆成小关爱，先对别人友善起来；在微小的成功中体验自己的能力，在对他人的友善中体验自己的可爱，在坚持中感受自己的控制感。用这些细小的好的感觉来滋养自己，提升自尊。

【练习活动】

一、他人眼中的我
现在请你填写下面的表格，认识一下他人眼中的你：

父亲眼中的我：	母亲眼中的我：
兄弟姐妹眼中的我：	爱人（恋人）眼中的我：
同学眼中的我：	朋友眼中的我：
领导眼中的我：	同事眼中的我：
现实生活中的我：	理想的（期望的）我：

1.寻找这些描述中共同的品质，将其归类。

2.与家人、朋友、同事等人沟通，听取他们对你的自我评价的认同度，梳理清楚自己的优点和缺点。

二、自我优缺点

请你罗列出自己的5个优点或长处：

1. _____

2. _____

3. _____

4. _____

5. _____

请你罗列出自己的5个缺点或不足：

1. _____

2. _____

3. _____

4. _____

5. _____

如同我们的手，手心是光滑的，手背是粗糙的，但手心手背是一体的。我们的人格特质从某个角度看可能是优点，换一个角度看可能就是缺点。请你试着将你写的5大优点换一种方式表述，考虑它们在哪种情境中或是哪个角度是个缺点。同样，请你试着将你写的5大缺点换一种方式表述，考虑它们在哪种情境中或是哪个角度是个优点。你对此有何想法？

第三章　自知之明

心理学将人与人在心理层面的差异统称为人格差异，差异可分为两大部分，稳定的心理特征和心理倾向，前者包括气质、性格、能力，后者包括需要、兴趣和三观等。

第一节　气质各不同

气质是指人天生的做事风格，比如有人天生急躁，有人天生安静，有人天生机灵，有人天生反应较慢。

对于人与人之间稳定的差异，自古以来有很多研究，比如有血型说、体型说等。我国古代中医依据人的不同形态、筋骨强弱、气血盛衰，将人分为太阴、少阴、太阳、少阳、阴阳和平之人等。现代心理学依据巴甫洛夫从神经过程的强度、平衡性和灵活性三维度将人分为兴奋型、活泼型、安静型和抑制型，结果发现这四类划分和古希腊希波克拉底根据体液说提出的气质理论高度重合，因此习惯性继续沿用胆汁质、多血质、粘液质和抑郁质来区分气质类型。

多血质的人像春天，动作迅速敏捷，语言表达力强而且富有感染力，情绪丰富而且外露，喜怒哀乐皆形于色。善于交际，有种"自来熟"的本事，易于适应不断变化的新环境。机智敏感，能迅速把握新事物，但是注意力、情感、兴趣容易转移，不愿意做耐心细致的工作。一旦受到打击或挫折，就容易感到失望、厌倦、消极。日常生活中的那些开心果、气氛担当大多属于多血质。

胆汁质的人像夏天，精力旺盛，活动迅速，情感发生迅速、强烈、明显。为人热情坦率、朴实真诚、语言明朗，做事勇敢果断，但思维常常是粗枝大叶、不求甚解，遇事欠思量，鲁莽冒失，做事也常常感情用事，性情暴躁，易于冲动，自制力比较差。

抑郁质的人像秋天，行为举止缓慢而单调，虽然踏实稳重，却优柔寡断。不活泼，容易疲劳，且不容易恢复。情绪体验深刻、细腻而又持久，容易多愁善感，给人以温柔怯懦的感觉。对人对事观察比较细腻，思维敏捷，想象力丰富，处事谨小慎微，稳重，能与人友好相处，容易多虑，容易挫折，缺乏自信心，不果断。常常有孤独胆怯的表现。对他人无心的言语有很多细腻丰富的联想，遇事表面上和粘液质人一样外表平静，内心却汹涌澎湃。

粘液质的人像冬天，行动稳定迟缓，沉默寡言，安静稳重，善于克制忍让，表情平淡，情绪不易外露，内心的情绪其实体验深刻。与人交往适度，不空谈。自制力很强，不怕困难，忍耐力高，表现出内刚外柔。善于保持心理平衡，具有内向性，注意力、情感兴趣稳定，难以转移。对新事物不敏感，缺乏热情，显得因循守旧，过分刻板，充满惰性。日常生活中听到笑话、幽默，反应总比别人慢半拍，和多血质的人相比显得嘴笨很多，交往中显得较闷。

据统计推算，人群中只有约34%的人是单一气质类型，这些人的特点比较清晰、稳定，其他66%的人都是几种气质的混合体，有两种混合的，比如多血质和胆汁质混合型，有三种混合的，如多血-胆汁-粘液混合型，甚至四种混合型。混合型要不特点倾向不那么突出，要不随处境不同而展现不同倾向。比如，常见的多血质和粘液质混合型，俗称闷骚型，私底下在熟人圈里表现得很活跃、健谈，但在正式的场合，或是相对陌生的环境里，他们表现得特别沉闷，判若两人。

一、气质无好坏

现代社会讲究注意力经济，媒体都在鼓吹一种热情、有活力、兴趣多广、风趣幽默的形象，好像只有这样才是好的，而多血质人天生接近这样的形象，这导致很多人非常羡慕多血质的人，甚至希望自己变成多血质的人。

仔细比较，你会发现每种气质类型都有优势和劣势，抑郁质常常给人柔弱、敏感的感觉，但同时他们观察细腻，感受力强，思维敏捷，想象力丰富；粘液质给人感觉沉闷、没情趣，但他们有耐心，踏实可靠；胆汁质容易冲动，情绪暴躁，但他们有闯劲，很直率；多血质风趣幽默、健谈，但主意多变，常常虎头蛇尾、喜新厌旧。可见气质本无好坏之分，只是有不同的特点，我们没有必要羡慕他人的气质类型。

你可能还是希望自己可以变成某种气质，很遗憾，你改变不了你的气质。气质类型是天生的，如同你的身高、体型，只能微塑不能彻底改变。其实你也无须改变，因为气质并不影响你能取得的成就和幸福。

二、气质有一定的职业适应性

人们常说成功和幸福在于努力、在于坚持，其实选择正确才是成功幸福的第一秘诀。人生的道路就是一次一次的选择，最后形成完全不同的人生。怎样的选择才是正确？最佳的选择是接受你天生的气质类型，找到适合你的路。

表3-1　气质类型与职业适应性

气质类型	适合的工作
多血质	适合从事社交、推销员、采购员、外交、管理人员、律师、新闻记者、演员、侦探等需要有表达力、活动力、组织力的工作

续表

气质类型	适合的工作
粘液质	适合从事自然科学研究、教育、医生、财务会计等安静、独处、有条不紊、思辨力较强的工作
胆汁质	适合从事社交工作、政治工作、经济工作、军事工作、地质勘探工作、推销工作、节目主持人工作、演说工作等
抑郁质	适合从事研究、会计、化验员、雕刻、刺绣、机要秘书、检查员、打字员等不需要过多与人打交道、需要较强分析力与观察力、耐心、细致的工作

从表3-1中我们可以看到，适合的工作就是充分发挥自己所属气质类型的优势，回避各自的劣势。

第二节　性格有好坏

性格是人对客观现实稳定的态度以及与之相适应的习惯化了的行为方式，性格最能体现人与人的差异。性格首先表现在我们对现实的态度。比如对名对利的态度，是见利忘义、沽名钓誉，还是淡泊名利；对亲人的态度，是子孝父慈，还是薄情寡义；对朋友的态度，是拒人千里、尖酸刻薄，还是和蔼可亲、竭诚相待；在交往中表现的是诚实或虚伪、谦逊或骄傲等，人们常说的三观就是最为核心的态度部分。其次表现在做事情的过程中展现的意志品质，比如是否容易受他人影响，表现为独立有主见还是人云亦云；面对复杂变化的局面，是表现果断还是优柔寡断；面对突然的危险是表现为临危不乱、镇定自若还是仓皇失措；面对困难是表现为百折不挠还是轻易放弃等。再次表现在情绪情感中的特点，是热情还是冷漠，是开朗还是阴郁等。最后表现在认知过程中，特别是解决问题过程中展现的思维特点，如反应是敏捷还是迟缓，是形象思维强还是逻辑思维强，是有大局观还是专注细节，等等。

气质是做事情的风格，和做什么事无关，因此气质无好坏之分；性格主要指人们习惯做什么，它影响着我们和他人、社会的关系，因此性格就有好坏善恶之分。不同的社会文化鼓励不同的性格，比如，古代斯巴达崇尚武力，所有城民都好战、生活简朴，表现得勇敢、冷漠。而同时期的雅典崇尚民主，市民们则表现得开放、宽容。我们之所以形成现在的性格有很多方面的原因，比如气质类型、家庭环境、成长经历等，其中最主要的是受教育的影响，如父母的养育方式、学校的教育和社会文化的氛围。

心理学家们从不同角度区分过很多种性格类型，如理智型、情绪型和意志型，独立型和顺从型，内向型和外向型，等等。这里着重介绍两组和心理健康高度相关的性格类型。

一、ABC 性格

美国心脏病专家弗里德曼（Friedman）最早研究行为模式和冠心病的关系，他发现来找他的病人有共同的性格特点，他将这类性格命名为"A型性格"，这类人多有雄心壮志，充满理想和进取心，闲不住，时间感特别强。他们试图对每一分钟进行计算，因此导致急躁和长期的时间紧迫感。他们争强好胜，易被激怒，信不过别人，事事都想亲自动手。这类人往往是一些智力较高、能力较强的人，他们可能已获得世俗意义的成功，但生活得并不轻松。比如，娱乐的时候打扑克，不带任何奖惩的那种，你会发现已经开始新一轮发牌了，A型性格的人还在指责你上一轮的某个低级失误。

相应地，研究者发现与"A型性格"相反的人更长寿，幸福感更高，于是将这类性格命名为"B型性格"。B型性格的人没有时间紧迫感，也不是非要把自己的能力发挥到极致去竞争，喜欢不紧不慢地工作，爱过悠闲的生活，能充分享受娱乐和休闲，有耐心，能容忍，很少有敌意。这并不是说他们没成就，他们常常是够好就行，工作、生活两不误。

研究发现，85%的心血管疾病与A型性格有关，A型性格的人容易得冠心病，其发病率为B型性格人的2倍，其中心肌梗塞的复发率为B型性格的5倍。同时，研究者们也注意到，有一些B型性格的人"好人没好报"，容易生一些大病，比如癌症，进一步的研究发现，这些人只是看起来像，并不是真正的B型性格。研究者将这类性格称为"C型性格"。

C型性格的人具有善良、隐忍、乐意合作和自我牺牲等品质，并且不善于表达情绪，尤其在愤怒和仇恨方面，喜欢闷在心里，不向外人吐露。在行为上表现出与别人过分合作、过分忍耐、尽量回避冲突，逆来顺受，原谅别人一些不该原谅的行为；生活和工作中没有主意和目标，屈从于权威等。统计表明，具有C型人格的人肿瘤发病率是正常人的3倍以上。

二、乐观与悲观

乐观与悲观是两种不同的归因风格。所谓归因风格是指个体在过去经验和当前期望的基础上，对不同的事件或行为以一种相似的或习惯性的方式做出原因推理的倾向性。它是经由童年或青少年期养成的一种习惯性思维方式，美国心理学家塞里格曼认为我们的归因风格在8岁左右就基本定型。

悲观的人相信之所以发生坏事情都是自己的错，这件事会毁掉他方方面面的事情，并且糟糕的影响会持续很久，所以悲观的人很容易放弃，常常陷在抑郁情绪中。比如一位高三学生在某次数学摸底考试中因为时间不够，匆忙中做错了一道大题，这道题的失分导致他的校内排名滑落了近100位，他认为之所以这样是因为自己本身数学就学得不扎实，高考时肯定还会这样，离自己理想的学校差距太远了，这次高考肯定考不上，他打算放弃高考。

在遇到同样的厄运时，乐观者会认为失败只是暂时性的，失败不是自己的错，而是环境、运气或其他人为原因导致的。这种人不容易被失败击倒。在面对恶劣环境时，他们会把它看成是一种挑战，更努力地去克服它。

面对自己的成功或好事情，悲观的人把它看成暂时的、偶然的，他们哪怕是成功了，之后也会放弃，因为他们相信这样的成功只是侥幸。而乐观的人将好事、好运气都归因于自己的人格特质、能力等永久性的因素，好事情的发生会加强他对所做的每一件事的信心，他们成功后往往会更加努力。

无数的研究表明，乐观的人在学校的成绩比较好，更容易在竞聘中胜出，在工作中和球场上的表现也比较好，健康状况一般来说都很好，老年时也不会像悲观的人有很多病痛。而悲观的人很容易抑郁，生活过得比较灰暗，不能发挥自己的潜能，导致各方面表现得较差，健康状况也比较差。

性格是不是能独自决定我们的命运？影响人生发展的因素太多，除了气质、性格等内在的心理特征之外，还有机遇、时代、生存环境等外部的因素，单独强调某种因素的决定性作用肯定是过了，但性格的重要性显而易见。

如今这个时代，人人都谈改变，都谈成长。问题是从什么改成什么？为什么而改？就性格来说，把自己改成什么样的人才好呢？积极进取、乐观豁达、沉着冷静、充满温情——一定是好的吗？如前一章所讨论的，我们本身是有很多特点的人，这些特点是好还是不好，并不取决于我们自己，而是取决于所要完成的活动、工作、使命，取决于评价的角度。对于一位战士而言，铁血、忠诚、坚决服从命令是可贵的性格，但同样的性格对于一位从事艺术的人来讲可能是灾难。

回到心理健康的角度，研究发现B型性格的人、乐观的人心理健康状况更好。你是不是必须变成B型性格的人或是乐观的人呢？取决于你是把成就、出人头地还是把自在生活放在优先考虑的位置。并不是A型性格的人、悲观的人就是悲剧。积极心理学之父塞利格曼在《活出最乐观的自己》中坦言，一个人总是乐观、团体中所有人都乐观并非好事，过于乐观也可能忽视潜在的危险，酿成大祸。

如果你发现自己就是A型性格、C型性格或是悲观的人，你也很想要改变，你能变成B型性格或是乐观的人吗？假设某人正在为"我的性格很悲观"而苦恼，他可以试着把这句话换成"我具有悲观的'世界观'"。性格一词在你眼里或许带有"不可改变"的感觉，但如果是世界观的话，那就有改变的可能性。前文提到，性格表现为对人对事的态度，表现在认知过程、情感过程、意志过程中的品质。改变态度、训练自己的思维习惯、情绪反应和行为反应就能改变我们的性格。所谓"思想决定行为，行为决定习惯，习惯决定性格"就是如此，改变自己已经形成的习惯反应就是改变性格。比如大家所熟知的21天养成一个好习惯，心理学家也开发了很多改变性格的方法，比如针对悲观的归因风格，使用贝克和埃利斯等人的ABCDE技术，有意识地改变面对失败、打击和无助时的思考方式，我们可以将悲观的归因风格改变成乐观的归因风格。

改变自己的方法很多，为什么成功改变自己的人并不多？可能的解释有很多，其一在于很多人并不是打心底里相信自己能改变。其二在于对改变抱有过于理想的期待，没有做好准备应对漫长过程和痛苦。其三在于大脑想改变，内心深处想维持现状。因为维持现状有利于保持我们自我感觉的延续性、统一性，能满足我们内心某些需要，生活即使出现什么困难也是轻车熟路，容易想办法对付过去。而如果改变之后，未来难以预测，生活就会充满不安，也可能有更加痛苦、更加不幸的生活在等着自己。也就是说，即使人们有各种不满，但还是认为保持现状更加轻松、更能安心。所以通常来说，自我改变最需要的不是方法，而是面对真实自我的勇气。

第三节　能力有差异

聪明是智力水平高的通俗称谓。智力是最一般的能力，直接影响活动效率、促使活动顺利完成的个性心理特征就是能力。想必你也认同，成功者、有成就者能力肯定很强。但能力强的人是不是一定会取得成就或是获得成功呢？我们自己的能力到底强不强呢？我们算聪明人吗？

研究发现人们倾向于高估自己的聪明程度，绝大多数人都自认为自己的智力处在人群中上水平。事实上，如果把不同聪明程度的人从高到低排列，这样的分布是呈正态分布的，如图3-1所示，这一分布有几大特点：（1）处在平均分位置的人最多；（2）两边对称，有一半人在相对聪明（右半边），也就意味着有一半人相对不聪明（左半边）；（3）在相对聪明的右侧，34.1%

的人（中点右边一个标准差）其实比平均水平聪明不了多少；（4）15.8%的人能算得上聪明；（5）真正聪明的人，只有最右边的2.2%。

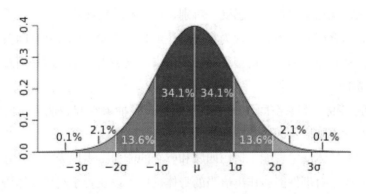

图3-1　智力分布示意图

研究还发现，智力最主要的影响因素是遗传，也就是说，聪明与否很大程度上是天生的。你是不是感觉很沮丧？好消息是，聪明程度和成就之间的关系并不大。美国某研究者曾对7403名受试者进行智力与财富的调查，发现智力每增加1分，平均每年多收入426美元。但是两者之间没有显著的线性关系，而是呈现出复杂的二次函数关系，这意味着很多智力水平高的人"聪明反被聪明误"。不聪明但取得大成就的也很多，比如资质鲁钝的曾国藩堪称"庸人的楷模"，又如电影《阿甘正传》中的阿甘等。

当然，对什么算聪明也有不同的看法。加拿大心理学家加德纳就认为，读书考试厉害叫聪明，跑步跑得快也应该叫聪明，他认为智力是人类在进化中形成的多个互不相干的解决问题的模块，发达城市的年轻人能熟练操作电脑完成数据分析，南太平洋小岛上的12岁少年能独自划船在大海上航行，玻利维亚高原上不识字的10岁少女能独立编织完成一幅精美的挂毯，这些都是智力发达的表现。智力只是度量一个人解决问题能力的指标，他认为至少有八种智力。

第一，言语—语言智能。听、说、读和写的能力，表现为个人能够顺利而高效地利用语言描述事件、表达思想并与人交流的能力。这种智能在作家、演说家、记者、编辑、节目主持人、翻译员、律师等职业中有突出的表现。

第二，数理逻辑智能。运算和推理的能力，表现为对事物间各种关系如类比、对比、因果和逻辑等关系的敏感，以及通过数理运算和逻辑推理等进行思维的能力。数学家、科研工作者此项智能比较突出。

第三，视觉空间智能。感受、辨别、记忆和改变物体的空间关系并借此表达思想和感情的能力，表现为对线条、形状、结构、色彩和空间关系的敏感及通过平面图形和立体造型将其表现出来。这类人在学习时是用意象及图像来思考的。

一般来说，形象空间智能为画家的特长，抽象空间智能为几何学家特长。建筑学家则形象和抽象空间智能都擅长。

第四，肢体动觉智能。运用四肢和躯干的能力，表现为能够较好地控制自己的身体，对事件能够作出恰当的身体反应，以及善于利用身体语言来表达自己的思想和情感的能力。他们学习时是透过身体感觉来思考的。运动员、舞蹈家、外科医生、手艺人都有这种智能优势。

第五，音乐节奏智能。感受、辨别、记忆、改变和表达音乐的能力，表现为对音乐包括节奏、音调、音色和旋律的敏感，以及通过作曲、演奏和歌唱等表达音乐的能力。这种智能在作曲家、指挥家、歌唱家、乐师、音乐评论家等人中有出色的表现。

第六，人际社交智能。与人相处和交往的能力，表现为觉察、体验他人情绪、情感和意图，并据此作出适宜反应的能力。优秀的领导者和心理咨询师此项智能出色。

第七，内省智能。认识、洞察和反省自身的能力，表现为能够正确地意识和评价自身的情绪、动机、欲望、个性、意志，并在正确的自我认识和评价基础上，形成自尊、自律和自制的能力。这种智能在优秀的政治家、哲学家、心理学家、教师等人中有出色的表现。

第八，自然探索智能。善于观察自然界中的各种形态，能对物体进行辨认和分类，能够洞察自然的能力。自然探索智能强的人，在打猎、耕作、生物科学上的表现较为突出。

这八大智力，你觉得自己在哪方面有优势？请尽可能将其发扬光大，或者你觉得自己好像很普通，没有哪个方面出众。没关系，你不需要和别人比较，只需要看你自己在这八大方面，哪方面稍好一些。更何况，先天不足可以后天来补，智力、能力的发展更是如此。美国心理学家卡特尔发现有流体智力和晶体智力两种智力，认为前者是与基本心理过程有关的能力，如知觉、记忆的多少和快慢、逻辑推理、心算速度等，这些能力主要受先天因素影响，犹如电脑的硬件，出厂时已经设定好它的最大性能；后者是经验的结晶，主要靠后天的学习、社会文化熏陶，经历风雨后的经验，犹如电脑中安装的各种软件程序和数据，分门类不断在优化升级。流体智力强只能说这台电脑配置高，一台高配置电脑还需要一些软件和内容素材（晶体智力）才能高效完成各种实际任务，并且流体智力在25岁左右时就达到顶峰，而晶体智力可以无限地增长。

可见人与人之间能力确实不同，其一是能力水平有高低，我们得正视现实。孔子讲"生而知之者，上也；学而知之者，次也；困而学之，又其次也；困而不学，民斯为下矣"。人群中确有0.3%的人智力超常，可谓是出厂就是领先几代的高配置电脑，他们是天才，如音乐家莫扎特、物理学家朗道等，和他们相比我们绝大多数人都是普普通通的。其二是擅长的能力不同，有的天生对语言敏感，有的天生动手能力强，有的人记忆力超群。李白说"天生我才必有用"，前提是你得清楚自己在哪方面有优势，或是有潜力，找到自己的优势或是比较优势，不断去培养自己的优势，去那些能发挥这些优势的领域工作，材尽其用。其三是学习能改善能力，学习、实践、反思带来的经验，是日积月累的积淀，正面例子如曾国藩、巴菲特，越老越有智慧，反面例子如王安石笔下的仲永。

对于成年人来讲，首先要知道自己所长在哪，所短何处。以前流行木桶理论，说是木桶能装多少水取决于最短的木板，因此得出人要发展好、要成功需得补强自己的短处。其实社会并不需要每个人都是全能选手，一个单位或是团体，有擅长各种能力的人，如能把大家的长处有机组合起来就是一个大木桶。相比补短板，扬长避短最现实、最有效，对每个人来讲也是最轻松、最自在。其次是保持学习习惯，提高学习力。活到老、学到老，如今知识爆炸，技术日新月异，突然一个颠覆性的技术出现可能就使得你所掌握的能力不再有任何优势。从个人到团体都是如此，比如，电动汽车的普及，使得德国燃油汽车产业链的优势消失殆尽。伴随着的是传统汽车修理工不会修车了，修车更需要掌握电子技术的工人。相比智力、学历、专业积累等，学习力成为如今最具核心竞争力的能力。当然，取得成就、获得成功除了足够的能力外，还需要其他心理品质的支持，如专注、想象力、直觉、情商等。

网络上有个流传甚广的段子，说是中国父母对孩子的期望随着孩子的长大不断降低。幼儿园的时候，觉得自己的孩子能改变世界，小学二三年级的时候，觉得他是顶尖人才，是北大清华的苗子，到初中的时候想着他们能上个211大学，到高中的时候想着能考个本科就行，等到孩子上大学的时候，就只期盼着孩子能顺利就业了。我们每个人对自己何尝不是如此。听起来是在不断降低期待，是不断丧失目标，但也是日益变得贴近现实。认识到自己能力的局限性，接受自己是普通人的事实，知道大概率做不了什么，懂得放弃，放弃那些不切实际的梦想（幻想），把有限的时间、精力用在自己相对优势的方面，持续投入，不断学习，终究能在社会中立足。

第四节　需要有层次

行为的发生除了受我们气质、性格和能力的影响外，也受到彼时我们内在欲求，即需要的影响。需要是一个人由于内在匮乏而引起的一种紧张状态，包括生理和心理两方面，比如饥饿就是生理匮乏，孤独就是关爱匮乏。因为这样的紧张，人就得想办法消除紧张，实现内在的平衡，进而需求就会驱使人行动。肚子饥饿就会到处找食物，孤独就会到处寻求关爱。

美国心理学家马斯洛认为人存在五个层次的需要。

一、生理需要

生理需要，即我们维持生存的基本需要，如呼吸空气、吃饱、喝足、穿暖、有住处遮风避雨，可以好好休息等。当生理需要都得不到基本满足的时候，人就会不顾一切，一心只想着自己怎么活下去，不会在意面子、尊严、爱等事情，完全不会考虑自己的行为是否符合道德法律要求。正如古语所言"仓廪实而知礼节，衣食足而知荣辱"。处在这一需要层次的人做事情有较强的功利性动机，工作的目的就是"搞钱""讨生活"，不关心做的工作是不是正当的、工作是不是能长远的，对他们最好的激励就是工钱、工资给够，不拖欠。

二、安全需要

安全需要，即希望得到心理与物质上的安全保障，如受保护、不被盗窃、人身不受威胁，工作有保障，有社会保险和退休金等，免除恐惧和焦虑。大到社会动乱、战争，小到贫困、居无定所或父母不能保护、抚养孩子，都容易使人变得狭隘、敏感、脆弱和易怒。缺乏安全感的时候，人就会时刻感觉有威胁，认为世界是危险的、不安全的，他人是不可信任的，从而变得很紧张、彷徨不安。安全需要占主导的人，防御心与戒备心较强，对别人的评价特别敏感，常常会把批评看作攻击。很多进城务工的人总觉得不踏实，直到在城里买了房，哪怕这个房很小很破，他才感觉自己算是城里人了。对安全的需要还表现在很多人对"编制"一词的执着，特别是最近这几年，博士研究生应聘城管、应聘小学老师已经不算新闻了，哪怕挣得少，多少是铁饭碗，以求得安心。

三、归属和爱的需要

人是社会动物，需要友谊和群体的归属感，需要感到自己是某个"我们"中的一员，如家庭、班级、单位、社团等，希望被他人或群体接纳、赞许和关爱，希望在群体中有一个被承认、不可替代的位置。所以学校有各种社团，社会上有各种俱乐部、同学会、老乡会。特别是青少年，如果在宿舍、小组或者班级受排挤，就会感觉特别挫败、感觉失望。

爱的需要包括被人爱的需要和爱他人的需要。前者是指被人关注、被人关心、被人爱护的需要。一个从小被父母、亲人的爱所环绕的孩子，长大后大概率是一个自信自爱的人。而从小被父母、亲人所伤害的人，往往伴随着深深的无价值、无意义和不安全感。被爱的需要受挫，如被忽视、被冷淡、被嘲笑甚至被虐待，常常是一些心理困扰的根源所在。同样，如果没有人可以让我们去关爱、去牵挂、去给予和去付出，我们的生活就将被孤独、空虚和无意义感所缠绕。很多中年夫妇在孩子离家之后开始养宠物，也是部分满足了爱他人的需要。

因为有归属和爱的需要，结婚就不仅是随便找个人生孩子，不再是有个人照顾，而更多的是有个人温暖，有个人去爱，爱情或婚姻有爱在做粘合剂。宁愿坐在宝马车里哭，不愿坐在自行车后笑的人大概是还停留在安全需要的层次。归属与爱的需要占主导的人，把关系看得至为重要，也就容易受环境和他人影响，甚至为了关系宁肯放弃原则。与别人意见相左时，更可能屈从他人。与人相处时敏感多疑，不敢坦诚相待。他们对工作的氛围很看重，非常在意集体的荣誉感。

四、尊重需要

尊重需要体现在两个方面，一方面是别人对我们的尊重，希望自己有稳定的较高的社会地位，个人能力和成就得到社会认可和赞许。现实生活中，成就、地位、名誉往往就成为衡量是否能够得到别人尊重的标志。很多人因此努力追求，如果自己有所谓成就、地位等，就觉得自己一定是被尊重的，就满意，心情就舒畅；如果自己没有成就或地位，就认定自己是不被尊重的，就自卑、沮丧、郁郁寡欢。一些人甚至变得很爱面子，着急要证明自己，用行动来让别人认同自己，很容易被虚荣所吸引。比如以自己在某个大公司上班为荣，哪怕只是个清洁工；或是佩戴、使用某个奢侈品，好像能抬高自己的身价。

另一方面是我们对自己的尊重，追求自我的价值感，自己是有能力的，是值得尊重的。很多时候，别人是否尊重我们，很大程度上取决于我们自己是否尊重自己。一个人如果从内心深处看轻自己，认为自己没有价值，那么他就会把别人对他的礼貌解释为"客气"，把别人的称赞听成"表面恭维"。相反，一个尊重自己的人，不仅能坦然接受别人的赞赏、尊重，而且，即使面对别人的不恭，也能泰然处之，必要时还会勇敢地捍卫自己。

那些特别好面子的人大概是自尊需求占主导的人，比如西楚霸王项羽，他成功时感叹"富贵不还乡，如锦衣夜行"，他失败时耻于"无颜见江东父老"。内心缺乏自我接纳的人，总是渴望向别人证明自己的价值和能力。无论工作、买房，还是找对象，常常是在和别人比，希望比别人强，希望赢得别人的赞扬，至于工作本身、房子本身，他可能倒不是太在意的。

五、自我实现需要

自我实现需要是想要实现个人理想、抱负，发挥出自己最大能力的需要。达到自我实现层次的人，接受自己也接受他人，解决问题能力增强，自觉性提高，善于独立处事。这种需要占支配地位时，人们会努力实现自己的潜能，使自己越来越成为自己所期望的人物。自我实现成为主导需要时，人会很开放，富有弹性、自信、平和、乐观，生活在此时此地，和人相处与合作时，友善并且积极，但是大多数时间，他们更多地沉浸在自己的兴趣与爱好中，最大限度地发掘并实现着自己的潜能。所以处在自我实现需要这一层次的人，特别是自我实现不太需要其他人协助的时候，如艺术家、作家、学者等，在日常生活中表现得可能比较另类，或是淡泊名利，或是不拘小节，或是对俗事显得漠不关心，或是孤僻，或是显得怪异。

处于不同的需要层次中的人在生活中呈现出不同的关注点，同样的工作，不同的人有不同的动机，体现的需求层次各异。哪怕是娱乐也一样，比如斗地主。有的人玩斗地主就是想怎么多赢钱，甚至不惜使诈，这是生存的需要；有的人玩斗地主是为了和朋友聚在一起热闹热闹，这是归属和爱的需求；有的人玩斗地主是为了向别人证明自己聪明、牌技好，这是尊重需求；还有的人玩斗地主不为别的，就是喜欢算牌、推理、洞察人心的过程，享受着运筹帷幄的快感，算对牌、以弱胜强比赢钱还高兴，这大概属于自我实现需求了。

这些需要是有层次的，从基本的生理需要到复杂的自我实现，未被满足的需要支配着我们的生活。当低级的需要得到最低限度满足后，才会追求高一级的需要，如此逐级上升，成为推动我们生活的内在动力。一旦高层次的需要成为生活的主导，这时对低层次的需要则会降低。比如，处在生存需要的人买衣服不太会考虑品牌、样式，以尊重需要为主的人买衣服会特别看重品牌，看重身份感，但一旦跃过了尊重需要的层次，就不太在意这些了。

我们不能说只有处在自我实现阶段的人生才是美好的人生，处在其他低层次需要的人生是低级的人生。只是从心理健康的角度来看，不受内心虚荣所束缚、不被外界利益所牵绊、活出自己的精彩，自我实现是我们作为一个独立的人应然的、理想的追求。

理论上低层次的需要得到足够满足之后，人们就会进入高层次需要占主导的阶段，但现实中并不是这样，大多数人最多到达尊重需要的层次，这是何故？可能与我们成长过程中需要被满足的过程有关。我们的需要并不总是得到很好的满足。特别是婴幼儿阶段某些基本需要未被满足的时候，这些未被满足的需要滋生出欲望，法国心理学家拉康认为"欲望诞生在需要和请求的断裂中"。正常被需要支配的人对外界的追求是容易满足的，有限度的，比如，肚子饿了，找些食物填饱，就不再追逐食物了。但被欲望驱使的人永不满足，比如，找了一个漂亮女朋友，会渴望去找下一个更漂亮的，他们活在自己的幻想世界中，想要从外部世界里去寻求弥补内心缺失的东西，周而复始。所以我们会说"欲壑难填"，显然深陷欲望的人心理不会健康，不可能感觉自在。特别是在这样一个物欲横流的时代，广告不停地试着勾起你的欲望，放大你的欲望。和欲望相对的是愿望，通常是基于现实可能性的、具体的，欲望通常是某种感觉，无止境的。我们应该立足真实的现实，明察自己现实的需要或者愿望。

借用张沛超博士的比喻，每个人都是一枝花，大小、形状、颜色各不相同，如果想准确地认识一枝花并了解它的构造，就需要我们静下心来，用特殊的解剖镜和镊子，一点一点地观察和剖析它。以上我们介绍的气质、性格、能力、需要四个人格主题只是这样的工具。通过这些工具我们方便理解和比较，希望你不要给自己贴标签，把自己看成固定某几个标签的组合，而是把人生看成一个不断在变化、在成长的旅程。同时希望你也能接受自己作为芸芸众生的一员的普通性。从本质上讲，我们和地球上其他80亿人并没有什么不同。我们遇到的困难、烦恼，其他人都经历过，我们求自在的路可以借鉴参考其他人的经验。

当我们能运用这样的工具看到自己的不同侧面、不同的特点，也就容易看到他人这些不同的侧面、不同的特点。

自在就是选择适合自己的环境和生活方式，而不是罔顾自身的特点、所处的发展阶段，满目地屈从父母或社会的要求，比如，不顾自己是只小猴的事实，拼命地去练习举重；一匹野马不去草原奔跑，非要到丛林里去探险。

【练习活动】

一、气质类型自测

下面60道题可以大致确定一个人的气质类型。在回答这些问题时，要如实回答。你认为很符合自己情况的，记2分；比较符合的，记1分；介于符合与不符合之间的，记0分；比较不符合的，记–1分；完全不符合的，记–2分。

1.做事力求稳妥，不做无把握的事。

2.遇到可气的事就怒不可遏，想把心里话全说出来才痛快。

3.宁可一个人干事，不愿很多人在一起。

4.到一个新环境很快就能适应。

5.厌恶那些强烈的刺激，如尖叫、噪声、危险镜头等。

6.和人争吵时，总是先发制人，喜欢挑衅。

7.喜欢安静的环境。

8.善于与人交往。

9.羡慕那种善于克制自己感情的人。

10.生活有规律，很少违反作息制度。

11.在多数情况下情绪是乐观的。

12.碰到陌生人觉得很拘束。

13.遇到令人气愤的事，能很好地自我克制。

14.做事总是有旺盛的精力。

15.遇到问题常常举棋不定、优柔寡断。

16.在人群中从不觉得过分拘束。

17.情绪高昂时，觉得干什么都有趣；情绪低落时，又觉得干什么都没有意思。

18.当注意力集中于某一事物时，别的事物很难使我分心。

19.理解问题总比别人快。

20.碰到危险情景，常有一种极度恐惧感。

21.对学习、工作、事业抱有很高的热情。

22.能够长时间做枯燥、单调的工作。

23.符合兴趣的事情，干起来劲头十足，否则就不想干。

24.一点小事就会引起情绪波动。

25.讨厌做那种需要耐心、细致的工作。

26.与人交往不卑不亢。

27.喜欢参加热烈的活动。

28.爱看感情细腻、描写人物内心活动的文学作品。

29.工作学习时间长了，常感到厌倦。

30.不喜欢长时间谈论一个问题，愿意实际动手干。

31.宁愿侃侃而谈，不愿窃窃私语。

32.别人说我总是闷闷不乐。

33.理解问题常比别人慢些。

34.疲倦时只要短暂的休息就能精神抖擞，重新投入工作。

35.心里有话，宁愿自己想，不愿说出来。

36.认准一个目标就希望尽快实现，不达目的誓不罢休。

37.同样和别人一起学习、工作一段时间后，常比别人更疲倦。

38.做事有些莽撞，常常不考虑后果。

39.老师或师傅讲授新知识、新技术时，总希望他讲慢些，多重复几遍。

40.能够很快地忘记那些不愉快的事情。

41.做作业或完成一件工作总比别人花的时间多。

42.喜欢运动量大的体育活动，或参加各种文艺活动。

43.不能很快地把注意力从一件事转移到另一件事上去。

44.接受一个任务后，就希望把它迅速完成。

45.认为墨守成规比冒风险强些。

46.能够同时注意几件事情。

47.当我烦闷的时候，别人很难使我高兴起来。

48.爱看情节起伏跌宕、激动人心的小说。

49.对工作抱认真严谨、始终一贯的态度。

50.和周围人们的关系总是相处不好。

51.喜欢复习学过的知识，重复做已经掌握的工作。

52.希望做变化大、化样多的工作。

53.小时候会背的诗歌，我似乎比别人记得清楚。

54.别人说我"出语伤人"，可我并不觉得这样。

55.在体育活动中，常因反应慢而落后。

56.反应敏捷，头脑机智。

57.喜欢有条理而不甚麻烦的工作。

58.兴奋的事常使我失眠。

59.老师讲新概念，常常听不懂，但是弄懂以后就很难忘记。

60.假如工作枯燥无味，马上就会情绪低落。

● 各种气质所属的题号是：

胆汁质 2、6、9、14、17、21、27、31、36、38、42、48、50、54、58。

多血质 4、8、11、16、19、23、25、29、34、40、44、46、52、56、60。

粘液质 1、7、10、13、18、22、26、30、33、39、43、45、49、55、57。

抑郁质 3、5、12、15、20、24、28、32、35、37、41、47、51、53、59。

计算每种气质类型的总得分数。

如果某类气质得分明显高出其他三种，均高出4分以上，则可定为该类气质。如果该类气质得分超过20分，则为典型型。得分在10—20分，则为一般型。

两种气质类型得分接近，其差异低于3分，而且又明显高于其他两种，高出4分以上，则可定为这两种气质的混合型。如多血气质-胆汁气质混合。

三种气质得分均高于第四种，而且接近，则为三种气质的混合型，如多血-胆汁-粘液质混合型或粘液-多血-抑郁质混合型。

第四章　情绪

"我天生就是多愁善感的。"

"他天生是个暴脾气。"

"不要把情绪带回家。"

"不要把情绪带到工作中来。"

"一见他那个模样我就生气！"

"不知何时才能没有这份惆怅！"

"我有什么办法？不忍，难道发火？"

"不要在客人面前这个样子！真丢人！"

"每次他这样我都生气，这十年我过得真辛苦！"

"最近没有心情，什么都不想做，等我心情好的时候再说吧！"

每个人对情绪有很多自己的认识，上面这些说法你认同哪些？开心的时刻总是那么短暂，烦心的时刻总是那么漫长，我们的心在其中起起伏伏，感觉身不由己。人人都想要每天开开心心、简简单单的岁月静好，可为什么做不到？

第一节　认识情绪

一、情绪对生活的影响

清晨起床的闹铃声、早餐时孩子撒落在地板上的牛奶、拥挤的早高峰、领导的催促、客户的刁难……瞬间让你感觉慌乱、烦躁、郁闷，乃至愤怒，这些情绪特别容易泛滥开来。当负面情绪笼罩我们的时候，我们感觉生活无望，各种糟糕的事情接踵而至，那些痛苦的往事更是不请自来，在头脑中翻腾，我们的身体马上进入了战斗状态，血压升高，肩膀和脖子的肌肉变得僵硬，脸绷得紧紧的，这也使得周围的人不由自主地绕着我们走，我们的注意力变得如此狭隘，思维陷入混乱，判断失去理智，变得更加冲动，说出一些过头话、做出一些极端的事情，事后我们更加觉得自己不应该如此，但坏情绪总是控制不住，使人更加懊悔。这样的漩涡一旦开始就停不下来，好像要把我们吞没，我们只剩下祈祷，希望这样的日子赶紧过去。长期笼罩在这样的消极情绪下，不仅使我们感觉糟糕，工作效率受损，人际关系被破坏，我们的身体免疫力也会严重受损，各种身心疾病更容易发生。典型的身心疾病包括神经性皮炎、斑秃、类风湿性关节炎、支气管哮喘、冠心病、高血压和结肠炎等。中医很早就注意到消极情绪对我们身体的负面影响，总结出"怒伤肝、喜伤心、思伤脾、忧伤肺、恐伤肾"情志致病的理论。

相反，积极的情绪让我们的生活充满活力，头脑里更容易想起那些美好的回忆，思维更加活跃和开阔，更容易看到问题的多种可能性，我们工作的时候感觉更轻松、更有效率。它让我们与人交往时变得随和，更容易接受不一样的观点，乃至批评，变得更加开放，更愿意去尝试新事物、学习新东西，更有可能对他人表示友好和帮助，更容易看到自己与他人的连接，更容易感觉到"我们"。当我们有足够多的积极情绪的体验时，我们对自己的看法也会改变，变得更加自信。积极情绪提高我们体内多巴胺的水平，有加强免疫系统的功能，还能降低血压、减少疼痛、带来更好的睡眠质量，让我们感觉精力更加充沛。大量的研究证实了积极情绪对身体健康的益处，比如2003年美国卡内基梅隆大学科恩教授的研究，他往334名成年人的鼻子里滴入感冒病毒，然后将他们隔离观察，五天后检查他们是否患上感冒，结果发现不管是普通感冒还是流感病毒，积极情绪多的人更不容易患感冒。美国作家卡森曾患一种致残的脊椎病，医生预言他存活的可能性只有1/500。卡森为了减少疼痛，经常阅读幽默小说，看滑稽电影。他发现每次大笑的时候感觉病痛减轻很多，浑身舒服一阵，他坚持这种"笑疗"，病情逐渐好转，几年后竟然恢复了健康。

二、情绪的本质与特点

人为什么有这些情绪，没有情绪好不好？怎么才能摆脱负面情绪？怎么让自己高兴起来?怎样控制自己不发脾气？要回答这些问题，我们需要先了解情绪是什么。

（一）情绪的本质

我们都知道情绪是内心活动过程中所产生的心理体验，这种体验怎么来的？人们常常认为自己的情绪是外界的人或事带来的，如"你看你干的好事，把我气死了""都是你，把我气出病来了""拜托你，让我省省心"等等，认为好事就会带给自己好情绪，坏事就给自己带来坏情绪，事情的好坏和自己的情绪成正比。"事情"是次要的，"关系"本身是关键，和我们有关系的事情或人容易引发情绪体验，关系越大体验越强。我们可以说，情绪是人们对外界的人、事、物与自身关系的主观体验，关系的性质不同，情绪的感受不同。

我们以几种基本的情绪为例来解释，想一想什么状况你会感觉快乐？赚钱、和朋友玩、收到礼物等等，这些事情从关系的角度看，有何共同点？满足了你的愿望，你会发现，让你高兴的事背后都是表达一种心想事成、如你所愿的关系。想想什么状况你感到愤怒？愿望没有达成的时候，人们买彩票很少有收获，但大家都没有感觉愤怒，因为你清楚这是运气，怨不得别人。如果是因为某人，导致我们的愿望没有达成呢，比如，本来某某已经答应和你处对象了，但有人在她面前说了你以前的某件事，某某立即反悔，不和你交往了，你会有什么情绪？一定是愤怒，恨背后说你坏话的人。可见，我们追求的东西受到阻碍，有一个对象可以怪罪的时候，我们就会愤怒。什么时候你感到悲伤？拥有的东西没了我们就感到悲伤，这个东西对我们的价值越重要，我们悲哀得越厉害。比如，白发人送黑发人，哀莫大于心死，前者失去的是成年子女，后者失去的是人生信念、精神支柱。那什么时候我们感觉恐惧呢？当我们面临危险，但又摆脱不了的时候，我们就会恐惧。最大的恐惧大概要算对死亡的恐惧。

可见，情绪是由外部客观的人和事引发的，但情绪的性质和程度乃是主观的感受。因此，情绪是我们可以改变的。

（二）情绪的特点

1.情绪本身没有好坏

美国心理学家伊扎德研究发现，世界各地人们的基本情绪是一样的，包括还处在原始部落阶段的民族。他认为情绪是人类物种进化的产物，每种情绪都有帮助人类适应和生存的作用。比如，愤怒情绪常常被人视为负面情绪，但我们不能想象，一个人从来不曾表达出愤怒，他会被他人所尊重。小到个人受辱，大到民族遭侵略，愤怒情绪都有利于我们力量的唤起。再如嫉妒，如果一个人从来不嫉妒别人的进步、成功、幸福，他怎么可能会追求进步呢！再如恐惧，如果某人没有恐惧的情绪体验，遇到老虎不恐惧，遇到汽车冲过来都没情绪，他怕是要被老虎吃掉或是被汽车撞飞了。可见情绪本身并没有好坏之分，每种情绪都是对我们自己的某种警醒。

情绪没有好坏，却有顺序。按照情绪发生的顺序，我们可以把它划分为初级情绪和次级情绪。初级情绪，是人们与生俱来的，为人类和动物所共有的基本情绪，包括愉悦、恐惧、痛苦、惊讶、悲伤、感兴趣和厌恶等，这些情绪通常是与诱发事件有直接关系。例如恐惧是对威胁的直接反应，痛苦是疼痛的直接结果，而愉悦则通常源于和主要照料者的互动。次级情绪是指人针对真实的、初级情绪产生的情绪。比如恐惧着自己的愤怒情绪、因自己的愤怒而内疚等等。通常都是当我们有了初级情绪A，但又不能接受它时，我们就产生次级情绪B。次级情绪常常掩盖着初级情绪的表达。

2.情绪是能量

你可以回忆自己的生活，你什么时候感觉最有力量？我们有很多形容词，比如，群情激奋、斗志昂扬，事后你可能会诧异，这事情好像也不至于吧。之所以如此，是因为情绪激发了你。最为典型的事例是汉朝李广射虎，传说李广将军驻守边疆，在黑夜中遇见一只白虎，连忙搭弓射箭，仓皇逃去，第二天再次路过此地，发现不是白虎，只是一块白石，箭头没入石内，众人感慨李广神力，李广再试射，皆不能入石。这是为何？之所以夜晚能力大穿石，是因为那一刻李广感到了极大的恐惧，这份恐惧情绪激发了他的潜力。汉语"生气"一词，一方面指发火、怒气，一方面也有生机勃勃的意思。如果我们没有情绪，我们也就没有动力去做很多事情。

情绪是一种能量，意味着它会来也会走，如同道德经所说"飘风不终朝，骤雨不终日"。就如我们小时候一样，开心就笑，痛了就哭，遇到一点高兴的事就又笑了。当情绪不能自然流淌时，它就会堵塞，或者压缩、再聚集，再包裹、再压缩，最后变成一块大石头似的，阻碍我们生命的自然流动。它表现在你或许见不得某些人、某些事，听不得某些话，一旦遇到你就感觉不舒服或者堵得慌，或者总是没法理性平和地相处。

3.情绪会积累

你可能玩过鞭炮，一大滩火药平铺在地上，用火点着，嗖的一下就烧光了，但哪怕是最小的鞭炮，塞在地缝里，点着之后爆炸程度也相当惊人。区别在哪？只是因为鞭炮里的火药处于高度的挤压中。情绪也是能量，像火药，如果一味地采用压抑、控制的办法应对自己的情绪，时间越长，一旦爆发，危害越大。以马加爵事件为例，马加爵和同学们并没有过激烈冲突或是血海深仇，所经历的都是普通同学间的琐事，但每一件琐事引发的负面情绪都被马加爵加压在心底，常年的积压，最终使得他像一口压不住的高压锅爆炸开来。在家庭关系中，夫妻之间、亲子之间，如果一些负面情绪总是在积累，也是非常可怕的。

哪怕没那么糟糕，被压抑、否定的恐惧、愤怒和悲伤，还有装作没有产生那些负面情绪，并不会消失，它埋藏在我们潜意识的深处，当相似的情况发生时，这些负面情绪立刻就会被触发，一点就着。

4.情绪会转移、能感染

有一位先生下班回到家，一开门看见妻子在客厅高兴地看电视，张口就骂："你就知道看电视，饭都不做……"妻子看见老公脸色难看，马上起身往厨房走，心里在嘀咕："这是哪根神经犯病了，哪天不是等你回来才做饭的。"这时门开了，他们的儿子抱着足球回来，满身尘土，她妈妈回头看着他，破口大骂："死小子，你不洗衣服不知道你妈累，衣服还能要吗？以后别踢球……"儿子一愣，心想妈妈这是怎么啦？每天都是这样呀，再看他爸，他爸爸拉着脸坐在客厅沙发上一言不发，儿子莫名其妙被骂了一顿，放下足球和书包，转身又出门，下到楼梯转弯处，看见一只猫蹲在那，他想都没想，一脚朝猫踢了过去。猫受了惊，一下冲到外面马路上……故事你可以接着编。这样的情境相信你很熟悉，这就是心理学中的"踢猫效应"。糟糕的情绪不加管理，肆意发泄，就会传染给其他人，产生糟糕的连锁反应。

很多时候，我们并不清楚自己的情绪从何生起，有可能是过往的情绪被唤起，有可能是别人的情绪传递到我们身上，特别是在紧密的关系中，如果长期处在某种负面情绪中，不知不觉我们就分不清到底是自己不开心，还是对方不开心。我们可能会错把对方的沮丧当成自己的沮丧，把对方的焦虑当成自己的焦虑，把对方的无力当成自己的无力。

第二节 管理情绪

尽管知道各种情绪都是正常，但糟糕的情绪状态真的让我们很痛苦。怎么应对自己的各种情绪状态，更好地工作和生活？你肯定有自己的办法，你可能会去喝酒、吃东西或者逛街，或者希望睡一觉醒来重新开始，等等。常见的对抗糟糕情绪的几种策略有以下几种。

发泄情绪。一是直接训斥、谩骂对方，甚至暴力攻击对方，比如朝着对方摔碗、摔手机、摔遥控器等。负面的情绪犹如火山爆发，无法遏制。发泄过后自己倍感轻松，却严重影响人际关系。二是朝向其他人发泄。在工作中受气，回到家训斥孩子。在家里闹不愉快了，在工作中和同事或客户起争执。把心中的不悦发泄给原本不相干的人。这样应对情绪不仅破坏人际关系，也会极大破坏生理平衡，长期这样容易引发心血管疾病。

否认或者压抑负面情绪。"我不难过""没关系，小事一桩""我没生气"，或是觉得发脾气、脸色难看是弱点和失控，于是努力控制自己的情绪，强忍着怒火、强挤着笑容。虽然表面上没有情绪，心底深处却是隐隐的长久的痛苦。

通过躯体不适表达负面情绪。嘴上说无所谓、不紧张、不计较，但紧接着开始拉肚子，或是胃痛，或是失眠，或是偏头痛发作，或是皮肤开始瘙痒，或是开始脱发等。同时还坚决否认自己的身体不适和情绪有关。

总的来看，身处所谓负面情绪状态时，人们通常的反应都是想要摆脱糟糕情绪，马上高兴起来，至少在别人面前不要显露。显然这并不是真正有效的应对方法。压抑会让自己难受，爆发会传染他人，怎么办才好？

情绪管理不是说不发脾气，也不是只管理负面情绪，而是强调"情绪的恰当表达"，《中庸》有言，"喜怒哀乐之未发，谓之中；发而皆中节，谓之和"，以适当方式在适当的情境表达恰当的情绪才是好的状态。

一、识别自己的情绪

识别出自己当下的情绪状态对某些人来说很容易，而对很多人来讲却很困难。很多人感觉难受时，只能用"生气""心里苦""很烦""很不爽"等简略地表述自己，甚至用错词语，比如，有人说他感到气愤，可他真实感受的是尴尬外加几分诧异；有人说自己感到伤心难过，可他真实的感受是受到羞辱和欺骗。如今各种浓缩的、形式化的流行语、表情包成为年轻人用来表达自己情绪的符号。这些模糊的词语和形式化的表情包并不能充分准确表述此刻我们内心的情绪体验。我们面对某件事情，常常会是多种情绪交织在一起，比如，看见孩子考试不及格，做父母的自然很不高兴，这个不高兴中可能有失望、有气愤、有担忧或许也有心疼等多种情绪，如果只模糊感觉不爽，或是只是生气，就错失了其他更多的信息。

如前文所述，情绪是我们对外界人、事、物和我们之间关系的体验，每一种情绪其实对应这一种关系，出现某种情绪实际上在提醒我们注意这个关系。如果不知道自己当下准确的情绪，自然不能体会到情绪背后那个关系，也就不能有效地管理情绪。如果不加区分，总是粗糙地用很单一的方法去控制或是改变情绪，哪怕能管点用，让自己当时感觉好一点，事后很可能会不停地重复，让自己反反复复地陷入这些所谓糟糕的情绪中。

能够识别各种情绪，并能用准确的词汇来描述自己情绪感受，是我们有效管理的第一步。准确识别情绪需要多加留意和觉察自己平常的习惯模式，你可以留意自己的面部表情和肢体动作，也可以通过觉察自己的身体感觉。观察自己处于各种情绪时的反应，并保持对自己的觉察，那么下次当你有类似的肢体反应、行为表现或心理感受时，你就能知道自己陷入了什么样的情绪状态中。

对大多数未练习过的人来说，要想随时准确感知到自己的情绪是挺难的，特别是当气氛很紧张、我们的情绪状态很激昂的时候。在这些时候，我们很容易就被一触即发的愤怒、恐惧、焦虑和羞愧感击倒，做出不合时宜或者是让我们后悔的行为。平常多写心情日记就是一种非常好的记录情绪体验的方式。记录会让你对自己的情绪有一个更清晰的认知，你可以看到哪些情况会引发你特定的情绪反应，以及自己是怎样被它影响的。通过对自己情绪的描写，一方面让自己的情绪得到部分发泄，另一方面，也能让自己对于各种情绪产生的情绪体验更加熟悉。

二、接纳自己的情绪

大多数人都喜欢正向积极的情绪，讨厌、回避消极负面的情绪。愤怒、嫉妒等不被接纳的情感有时会以一种破坏性的方式"泄露"出来。例如，当张三得知他的舍友被知名研究所录取，而他未能被录取时，他变得有些粗暴和敌意。当张三为一件生活琐事在宿舍和他人发生争执的时候，他坚持认为是舍友挑衅在先，丝毫意识不到他内心被嫉妒、失望所笼罩。还有些人会因为他们无法接受自己的情绪感受而变得被卡在那里，就像是河流被水坝挡住一样，人们若不允许自己拥有并表达情绪感受，那么也会被卡住。有位年轻的妈妈被诊断为强迫症，她的主要症状是头脑中有杀死自己婴儿的冲动，她拼命地想要消除这样的邪恶念头，这样内心的冲突导致她卡在那里，完全不能靠近自己幼小的孩子。当医生请她去采访周围年长一些的母亲，询问她们是否有过后悔生下孩子的念头或是说过"再不听话，打死你算了"之类的话。这位强迫症妈妈，要求自己哪怕一个讨厌孩子的念头都不能有。其实面对某个人或事，我们的情绪总是丰富的，并不是黑白对立、截然分明的，很多时候是黑白交错、既有开心也有悲伤的。这个孩子的确是她多年等待的宝贝，给她带来了极大的欢乐，同时这位妈妈也因为生孩子而错失了高薪岗位、被孩子所捆绑失去往日的自由。

我们越是接纳自己的情绪，不管好的坏的，我们就越能变得对新的情绪与经验更加开放。我们烦躁的内心犹如一杯浑水，越是摇晃、搅拌，它越不可能清澈。最简单的办法就是接纳它，接纳情绪就是什么都不做，给它以时间，静观其变，你会发现，水自然会变清澈。情绪不是静止不动的，一旦被体验就会发生改变。当一个人充分完整地体验某种情绪时，新的情绪经常会出现。当这位强迫症妈妈承认自己有因失去高薪的遗憾和被捆绑的压迫感而抱怨孩子的时候，她接受了这些负面情绪存在的真实性和合理性，强迫症就消失了。接纳情绪之所以有效，是因为接纳情绪的过程本质上是留给自己时间去觉察内在的需要。没有负面情绪，只有未被了解的内在需要。

三、恰当表达情绪

因为社会文化的氛围或是家庭成长养育的经验，有些人习惯压抑或掩饰自己的情绪，"不要做让别人不高兴的事""不要在别人面前表现负面情绪"，甚至"不要动感情，认真你就输了"，按照这样的准则来行事会妨碍他人了解我们内心的真实想法和感受，带来人际交往中的误判，最终也妨碍我们自己目标的达成。比如身边有人一再重复做一些你不喜欢的小事情，你会感到烦躁，如果你没有表达出烦躁的情绪，正在做这些小事的人根本不知道他烦扰了你，也就不可能改变行为来解除你的烦躁。一些人认为当面表达负面情绪一定会破坏关系，所以尽可能地压抑负面的情绪感受，体会到情绪却不能表达出来，情绪不断在心里聚集，身体也会持续地感到紧张和压力，最后实在恼怒到憋不住的时候冷不丁地爆发出来，让周围的人感觉莫名其妙，这样的结局又让他感觉糟糕，感觉不应该和惭愧。

压抑或掩饰情绪特别容易发生在情绪与自我形象不一致的时候。例如，你可能嫉妒一位同事的升职或是新恋情，然而你觉得好人是不该嫉妒别人的，因此你感到自己很不好。这时你也许会做很多事情，但就是不表达出嫉妒的情绪，因为这么做会证明你不是个好人。或是没找到适当的表达方式的时候，比如当你暗恋某人时，你不确定如何表达才能有积极的回应。或者是担心表达负面感受之后被报复、被穿小鞋等。

很多人习惯于单一的表达方式，从不考虑对象和情境的变化。比如有人习惯用抬高声音来表达情绪；有人习惯不开心就把自己关在房间里；有人习惯用身体接触来表达，高兴时去搂抱他人，不愉快时推搡他人；有人习惯喝酒来表达情绪，高兴时喝酒庆祝，难过时借酒消愁，无聊时喝酒取乐；等等。每一种方式肯定在过去的某个情境中起过作用，但总是使用这样的方式来表达就会失去针对性。当注意到自己的反应没有赢得他人理想的回应时，我们应该审视自己的表达方式，看看可以改成其他什么更好的方式。

表达情绪并不只是在生闷气、难过、悲伤等"负面情绪"时才考虑的事情，"正向情绪"更需要及时恰当地表达。向周围的人们多表达积极的情绪，比如对他人的感谢、欣赏、喜悦、兴趣、敬佩或关爱等，既可以促进人际关系，也能让我们自己感觉更幸福。有证据表明，当我们表达感激时，不管是通过言语、好意还是礼物的形式，都是在滋养我们的关系，帮助它变得更紧密亲近。事实上，当你向某人积极情绪表达得越多，关系越亲近，当你需要向他表达"负面情绪"时就越轻松、越自然，攻击性越低，因为你的负面情绪没有压抑和聚集，它的破坏力没有加压，更容易呈现出"就事论事、对事不对人"的状态，对方越少感觉到被攻击。学会向自己表达积极的情绪也是极其重要的事情。当我们把生活中的美好看成理所应当，只是向自己表达负面情绪的时候，我们就容易陷入抑郁、失落的陷阱里。如果能习惯向自己表达积极的情绪，我们会更喜欢自己、思维会更开阔、感觉更幸福。

情绪可以有很多种方式来表达，如面部表情、眼神、姿体动作、语言表情和行动等，相比而言，通过语言表达情绪是最直接的。平静地叙述出自己真实的情绪体验，和相关人员讨论自己的情绪感受是最理想的方式。如《非暴力沟通》一书中所提倡的表达句式"当你……的时候，我感到……"。注意，在表达你的情绪时，只是表达你自己的感受，不要去评判对方，也不要自我批判。

四、有效调控自己的情绪

在接纳、理解自己的情绪，并有足够的表达之后，我们的情绪其实就会有很大的缓解。也有很多情况，我们没办法去及时地表达、不能够很好地沟通，情绪还是很强烈，这时就需要我们有意识、有针对性地调控自己的情绪。如何针对具体的某件事、某个人调控情绪，美国心理学家沙赫特的研究给了我们启示。

沙赫特1962年在大学生中做过一个经典研究，第一步，他给一群大学生每人注射一针肾上腺素，但不告诉他们实情，而是谎称注射的是维生素。第二步，把学生们分成三组，向第一组学生如实告知药物反应，一会他们就会感到心慌、手抖、脸会发烧；在第二组学生面前把药物反应说得很轻微，一会他们身体可能会有点发抖，脚可能有点发麻；而没有告知第三组学生任何药物反应。第三步，把三组学生再对半分，一半学生去观看小丑表演，一半学生去参加调查研究，在一个实验室里，学生们要被迫回答一些很琐碎、很刁钻、很让人难堪的问题。显然看小丑表演是想引发学生们高兴的情绪，回答无聊、尴尬的问题是想引发学生们生气。沙赫特想知道，这三组学生在这两个不同的情境中是否会有不同的情绪。

如果像早期一些心理学家说的一样，情绪是生理状态的反映，那么这三组学生应该都是一种情绪状态，你知道肾上腺素是促进神经兴奋的，一针大剂量的肾上腺素会让身体有多兴奋。如果像普通大众认为的，是外界的事或人让我们有了情绪，那么这三组学生应该有两种情绪，看小丑表演的都应该感到高兴，被迫回答问题的都应该很生气。

实验结果既意外，又在情理之中，第二组和第三组在看小丑表演的情境中感觉到愉快，在被迫回答问题的情境中感到很生气，而第一组学生并没有相应的情绪体验。你能想明白吗？最可能的解释是，第一组学生在看小丑表演的过程中，很快感觉到身体的变化，比如心跳加快、脸发烧，他们把所有身体的感受都归结为药物作用，因为他们知道注射这针"维生素"之后会有这些反应，同样在回答问题的情境中，他们一样把身体的所有感受都归结为药物反应，从而没有相应的情绪感受。而另外两组不同，特别是第三组学生，他们不知道任何药物反应，在看小丑表演的过程和被迫回答问题的过程中，他们同样觉察到这些药物反应，不同的是，他们把身体的反应归结为小丑表演太好笑了，笑得他脸都发烫了，他从来没有这么高兴过，把身体反应归结为回答这些无聊的问题太让人生气了，气得他的身体都开始发抖了，他可从来没有这么生气过。

由此，沙赫特得到结论，情绪的产生是人们在一定的生理状态基础上，对自己所处情境的一个解释。这个结论实际上给我们调控情绪指出了三条大路。面对某人某事引发的情绪，我们可以选择改变生理状态，可以选择改变所处的情境，或是改变我们对事情的解释。当然，实际生活中我们还有一条简便方法——宣泄。

（一）合理宣泄

情绪像流水，易疏不宜堵。为了控制住不断积累的情绪，负责抵挡情绪释放的堤坝越筑越高，如果一味地聚集、筑坝，就会有溃坝的风险，人的压抑终有限度，积累到一定程度，超出了人的理智控制范围，就容易爆发，带来巨大的灾难。宣泄犹如水库泄洪，当水位超出警戒线时就要泄洪，让水位降低到安全的区域。比如马加爵事件，马加爵进入大学之后，在和舍友的交往中常常感到被讥笑或是被贬低，不断地积累这些负面情绪，最后一次性爆发出来了。如果他平时能找到机会适当地释放一些情绪，也不至于酿成最后这样的悲剧。

我们能有哪些宣泄的方式？可以选择哭一哭，偶尔的哭泣有利于身心健康，研究发现，人的眼泪中含有因负性情绪而产生的毒素，哭泣可以使这些毒素随着泪水排出体外，而不至于长期积累在体内影响身体健康。可以找人吐吐槽，拨打热线电话，倾诉自己的负性情绪，对象要是选择得合适，不仅可以得到别人的理解和帮助，还可以得到感情的依托和心理上的支持，可谓"快乐与人分享，快乐就会加倍；痛苦与人分担，痛苦就会减半"。或是自己写写日记，通过书写一方面把情绪宣泄到纸上，一方面帮助自己整理情绪，日后还可以拿出来看看自己当初的心路历程，帮助自己更快、更成熟地成长。当然也可以通过运动的方式释放一些情绪，身体通过剧烈运动，即使是短暂的，也可以释放出积聚的能量，达到缓解压力、宣泄情绪的目的。同时运动会释放出内啡肽——一种天然的镇痛激素，跑步、快走等都可以帮助缓解坏情绪引起的紧张和激动。

需要注意，宣泄不能使用那些破坏性的方式，比如摔打东西、和人争吵甚至打架，或是酗酒，或是沉溺于游戏，这些方式除了毁物伤人，对疏导情绪没有半点作用。美国加州大学圣地亚哥分校的埃博·埃布森等人研究发现，伴侣间的大喊大叫并不能疏导情绪，相反会促使人们变得更加愤怒。同时需注意宣泄适度，我们知道情绪是能量，它能驱使我们去行动，如果经常性地过度宣泄，宣泄到水库都没水了，如何发电？所以不可过度宣泄情绪，使整个人经常处于困乏状态，那样人就失去了生活的动力。

（二）改变生理状态

沙赫特的研究表明生理状态是影响情绪的重要因素，我们在生活中也有这样的经验，如果吃好睡好、精神抖擞的时候，我们对别人开的玩笑或是小小的冒犯会一笑而过，但如果那时我们身心疲乏，我们就很容易被激惹或是感到受伤害。也有研究表明，女性在月经期间情绪更容易被唤起。

改变生理状态最直接的方法是通过药物作用于神经系统。药物能直接作用于大脑神经系统，比如前面沙赫特给大学生注射了大剂量肾上腺素，他们的情绪感受比没注射的强烈很多。药物也是治疗各种情绪疾病的首选方案，因为它快，比如治疗抑郁症，常用药物选择性五羟色胺再摄取抑制剂等都是快速提升大脑神经递质的浓度，改善情绪。毒品之所以让人快速上瘾，就在于它们能更快速直接在头脑中激活愉快、兴奋的感受。平常生活中我们也在通过改变生理状态来调整情绪，比如喝酒、喝咖啡，酒精和咖啡因都能直接作用于大脑神经，再比如最近几年流行的奶茶，除了大量的糖让人身体愉悦外，还有大量的咖啡因让人兴奋。这些运用药物改变情绪的方法最大的弊端是成瘾和耐药性。

除了通过药物改变大脑神经系统，还可以通过冥想、正念或禅修等练习活动来影响大脑神经。20世纪60年代，日本东京大学平井教授研究发现禅修使大脑皮质兴奋水准降低，使人达到松弛，身心解放，脑功能提高，灵感和思维处于活跃的状态之中。美国威斯康星大学的理查德·戴维森和马萨诸塞大学医学院的乔·卡巴金等研究发现，当人们情绪低落时，包括愤怒、焦虑、压抑，大脑部分右前额叶皮层比左侧相同区域更活跃，当人们处于积极情绪，包括快乐、热情，充满活力时，大脑部分左前额叶皮层比右侧相应区域活跃。正念或是禅修时，这部分左前额叶皮层侧变得更加活跃。长期地练习这些活动，甚至能改变与情绪调节紧密相关的大脑杏仁核的结构。

闻香也可以快速改善情绪。这是因为嗅觉是最为特殊的感觉，鼻腔里的嗅觉感受器即嗅细胞，是唯一起源于中枢神经系统，且能直接接受环境中化学物质刺激的神经元。嗅觉与大脑边缘系统联系紧密，与杏仁核、海马体等大脑结构之间有着丰富的神经网络联系。杏仁核是产生情绪、识别情绪和调节情绪、控制学习和记忆的脑部组织；海马体是大脑中主要负责学习和记忆的区域。气味和情感、记忆紧密联系在一起。这也是为什么，我们可以通过饭香想起母亲的温暖，通过某款香水想起恋人相依的欢乐。因此，有意识地选择某些香味可以带来特定的情绪。比如檀香让人心情平静，柠檬的香气让人感觉清爽，薰衣草的香气能放松助眠。

改变身体的周围神经也能改善情绪。从早期的外周理论到近年的具身理论都强调我们可以通过改变身体状态本身来改变情绪。威廉·詹姆斯认为，不是你难过得流泪，而是因为你流泪了，你感觉到你难过；不是你恐惧得腿哆嗦，而是因为你的腿哆嗦了，你感觉到你恐惧。具身认知理论也强调生理体验与心理状态之间有着强烈的联系，心理感觉"激活"生理体验，反之亦然。尽管这一观点有些反常识，但大量的实验研究证实它有指导意义。想要改善情绪，可以先让身体状态回到好状态，情绪状态跟着就会改变。比如人在开心的时候会自然地微笑，如果模拟迪香式微笑时的面部肌肉特征，嘴角上扬、颧骨肌上提和眼角肌收缩，保持一会，你就会感受到由衷的开心和喜悦。当你心情郁闷时，你可以尝试登高望远，展开胸怀，仰望星空，这样的肢体动作有助于迷走神经的扩展，随之而来你就会有积极向上、开拓进取的心理感受。

或者通过练习肌肉放松来改善情绪。结合有节奏的呼吸，绷紧然后放松各部位的肌肉群，以进一步刺激副交感神经系统。吸气时，慢慢地深度拉紧体内的每个肌肉或肌肉群。悠长缓慢呼气时，放松肌肉。将注意力尽可能地放在肌肉绷紧、放松之间变化的感觉上，情绪的改善效果更好。按摩、练习瑜伽的过程也有这个作用。

（三）改变情境

我们可以选择改变情境来调节情绪。解决引发情绪的问题就是改变情境的方法之一，改变事情、改变他人，比如，你爱慕某人，朝思暮想，情绪总是不安，或许最好的办法是直接去表白，对方如果接受你的爱，你的情绪就变得兴奋、喜悦。再比如你是老板，有员工总是让你心烦，使得你的情绪很糟，简单的办法你可以把他调离岗位，让他离你远一点，或是直接辞退。再比如回到家，你发现家里乱糟糟的，你感觉情绪不好，最好的办法是赶紧收拾家。能直接解决问题当然好，大多数情境下我们却不能这样，因为我们不能保证对方一定接受你的爱，你看不顺眼的人可能是你老板。

当我们不能直接解决问题时，我们可以被动地改变情境或远离情境。俗话说眼不见心不烦，离引发情绪的情境远一点。人们常做的事，比如出去散散心、逛街、看电影、换个发型等都属于短暂地避开让我们不愉快的情境。换个地方或是干点别的事情，这样我们注意力就不得不转移，大脑同一时间不能考虑多个事情，当下注意的事情就把引发负性情绪的事情从大脑意识中挤占出去，这样我们的负性情绪自然变得微弱。干点什么别的事最有利于情绪的转移？很多人会选择出门旅游来散心，但独自一人的出游又会增加孤寂感，独处的时间太长也容易增加思维反刍，不停地回忆先前不开心的事情，并不利于情绪的转移。通常简单不费脑筋的、快节奏需要集中注意力的活动比较好，当然不能一开始就快节奏，最好是循序渐进，比如打乒乓球。

显然很多时候你不能离开或者不停地变换处境，你和家人争吵之后可以出门散散心，但你不能一直避开家人，你在公司或单位感觉受气，你不能随意换工作。很多事情不容易解决，改变他人就更不容易，特别容易引发对立、攻击。与其出现糟糕的情绪再来改变情境，不如经常性地主动地营造良好的自然环境和人际环境，创造更多积极的情绪。

（四）改变解释

沙赫特的研究告诉我们，我们对自身生理状态和周围情境的解释是产生情绪的关键，而这个解释常常是受制于我们自己的习惯性思维。面对同一个事情，人们关注的点不同，相应地产生的情绪也不同。比如，两人都十分口渴，当见到半杯水时，甲说："还好，还有半杯水"，他感觉很开心，乙说："怎么只剩半杯水了"，他感觉很生气。美国心理学家埃利斯研究发现，那些长期受负面情绪困扰的人，他们的思维常常是不合理的，最为常见的有11

种，具体见表4-1。在这些不合理或是非理性的思维有三大特点：

（1）要求的绝对化。从自己的主观愿望出发认为某一事件必然会发生或不会发生，常用"必须"或"应该"的字眼。比如"我必须考上研究生""我必须把她追到"。

（2）过分的概括化。看待事情习惯以偏概全，常凭某一件事情的好坏来评价自己为人的价值，其结果常导致自暴自弃、自责自罪，认为自己一无是处、一钱不值而产生焦虑抑郁情绪。对别人也是如此，别人稍有差错，就认为对方很坏，一无是处，并产生敌意和愤怒情绪。

（3）糟糕透顶。一些事情的发生会导致非常可怕或灾难性的后果。这种非理性信念常使个体陷入羞愧、焦虑、抑郁、悲观、绝望、不安、极端痛苦的情绪体验中而不能自拔。这种糟糕透顶的想法常常又与对人、对己、对周围环境的绝对化要求相交织着。

外在的人或事与我们内在的需要之间通常都是复杂的关系，某件事满足我们某一方面的需要，却没有满足另一方面的需要，甚至与其他方面的需要相抵触，因此绝大多数情境中我们的情绪都是复杂的，甚至是悲喜交加、百感交集。我们可以试着主动改变对事情的关注点或是探寻事情发生的多种可能性原因，而不是受着想当然的思维驱使着我们的情绪。

改变对身体感觉的理解可以有效治疗恐慌症或焦虑症。英国牛津大学的大卫·克拉克发现那些经常恐慌症发作的人倾向于觉得自己心跳过速、手心冒汗，然后变得更加紧张，于是就心跳更快、手心冒出更多的汗，如此恶性循环下去，他们就会感到极度的恐慌。让这些人重新解读他们身体的感受，将心跳过快、手心冒汗理解为身体感到焦虑的表现，真的对克服恐慌症起了作用。运用同样的方法，那些在考试、面试或演讲时焦虑的人，如果将他们的身体过度兴奋理解为"紧张有助于集中注意力""紧张是肾上腺素在分泌，在调度能量"，他们便能更好地应对。

改变对他人行为的理解可以改变情绪。比如，你约了朋友晚上七点吃饭，结果你等到八点还不见他，发微信没人回、打电话无人接听，你会有什么情绪？你的第一反应很可能是生气，甚至直接语音留言训斥对方，或是直接拉黑对方。还可能有别的情绪吗？如果你考虑到以你对他的了解，他不是那种随便爽约的人，他会不会是突然有急事来不及通知你？这时你可能对他多一份谅解。如果你联系到他的家人，得知他早早就出门赴约，你可能就会想，他是不是来找你时出了什么意外？这时你可能更多的是担心和不安，而不是生气。你会发现每一个新的可能性都会给你带来一个不同的情绪。这并不是说你有担心的时候就不再生气了，而是你生气的程度会被其他情绪所中和，不至于做出冲动性的事情。

表4-1　常见的不合理思维和恰当的思维

不合理思维	恰当的思维
1. 一个人应被周围的人喜欢和称赞，尤其是生活中重要的他人。	1.一个人只要不被周围所有的人否定和排斥，就可以肯定自己是受欢迎的。
2. 一个人必须能力十足，各方面都有成就，这样才有价值。	2.人的精力是有限的，能在某些方面上有所成就，人生就是有价值的。
3.那些邪恶可憎的人及坏人，都应该受到责骂与惩罚。	3.人人都有可能犯错，对那些犯错误的人要宽容以待。
4. 当事情不如意的时候，是很可怕，也是很悲惨的。	4.受挫是很正常的事情，没有什么可怕的。不喜欢某事可以试着去改变它；如果无能为力那就试着接受它。
5. 不幸福、不快乐是外在因素所造成的，个人无法控制。	5.不是外在因素而是对外在事件的评价决定人的主观幸福感，通过改变悲观的评价态度，人是可以控制调节自己的快乐和幸福的。
6. 我们必须非常关注危险可怕的事情，而且必须时时刻刻忧虑，注意它可能再次发生。	6.对危险可怕的事情要有一定的心理准备，但是不可过分忧虑。
7. 面对困难和责任很不容易，倒不如逃避省事。	7.逃避只是暂时摆脱情绪困扰，但不能真正解决问题。只要认真对待，困难和责任并非想象中的那么难。
8. 一个人应该要依靠别人，且需要找一个比他强的人来依靠。	8.每个人都是一个独立的个体，别人至多只能在某些方面帮助你，但不能代替你生活。安全感的获得还是得依靠自己能独立自主。
9. 过去的经验决定了现在，而且是永远无法改变的。	9.过去已成历史，但并不决定现在和将来，人通过自身的努力是有能力改变现状的。

续表

不合理思维	恰当的思维
10. 我们应该关心他人的问题，也要为他人的问题感到悲伤难过。	10.对于他人的的问题，我们可以表示关心和同情，有能力时不妨伸出援手，但如果帮不上忙也不必过多牵涉或是自责。
11. 人生中的每个问题，都有一个正确而完美的答案，一旦得不到答案就会很痛苦。	11.并不是所有的问题都会有正确又完美的答案，对于那些没有确定答案的问题不必穷究到底，更不必因为得不到完美答案而痛苦伤心。但求够好，不求最好。

改变对自己悲惨遭遇的理解。前面章节有介绍乐观者和悲观者的解释风格，当我们遭遇到不幸的事情时，我们可以向乐观者学习。比如我们常常说"破财免灾"，安慰自己"还好只是损失点钱财，人没事就好"。试着在困境中看到新的意义，比如孟子所言："故天将降大任于是人也，必先苦其心志，劳其筋骨，饿其体肤，空乏其身，行拂乱其所为，所以动心忍性，曾益其所不能。"将困境看成是暂时的磨炼，或是抱有"祸兮福之所倚，福兮祸之所伏"的思维，我们更容易看到事情未来发展的多种可能性，情绪会更加平和，有助于我们冷静地面对当下遭遇的灾祸。

可见，决定我们情绪的并不是事件本身，而是我们对事情和我们之间关系的认识。不同的想法引发不同的情绪。当遇到不如意的事情和局面时，为了不陷入自己的及时反应里，受制于自动出现的负面情绪，你可以提醒自己深呼吸几次，试着觉察自己有哪些情绪，是些什么情绪，试着理解这些情绪背后的解释和意图，试着以开放的心态，带着不预设、不评判的思维，去询问和澄清，看看事情有哪些其他的可能性。当我们能有意识地考虑到事情的多个可能性，我们便能摆脱习性反应，自由地选择表达出何种合乎情境、有利于达成我们目标的情绪。

第三节 健康的情绪状态

我们在给他人送祝福时常常会说，"祝你天天开心！"是不是只有每天都开心心才最好呢？有没有人真的做到天天开心？从心理健康的角度来看，情绪健康是心理健康的直观表现，观察、判断一个人的情绪健康可以从三个方面看。

一、情绪反应恰当是情绪健康的首要条件

前文谈到，判断心理健康的第一条就是身体、情绪和智力协调，这指的是情绪反应是不是与身体感受、认知思维一致。情绪反应包括两个方面：反应的性质和程度，比如，有亲人离世，众人都感到悲伤难过、神情落寞，这时有一人感到高兴、表现得兴高采烈；或是听到某个笑话，众人大笑，却有一人听闻笑话后开始哭泣。这样的所谓情感倒错就是情绪反应的性质不恰当。再比如，一群人在观看爱情电影，大家都深深地被感动，眼圈里都含着泪，突然发现某人早已泣不成声，几包纸巾都用完了，这就属于情绪反应的程度不恰当，太过了，俗称"眼窝浅""泪点低"；或者身处某一情境的其他人都有较为强烈的情绪反应，而某人只有微弱的情绪反应，这可能是情绪的反应太弱。可以说，情绪反应的性质不恰当是心理不正常的表现，反应程度不恰当通常是心理不太健康的表现。

二、情绪表现稳定是情绪健康的重要指标

心理健康的人表现的成熟、稳定，展现出明显的一致性，这有利于他人

判断和预测他的言行，便于交往。这种一致性直观地表现在情绪上，就是是否有足够的稳定。我们可以看某些小孩的情绪表现，你可能见过一些情境，小孩和父母在逛街，原本高高兴兴的，突然孩子提出要再买个好吃的，妈妈说才买了什么，今天不买了，你会发现小孩马上就不高兴，两人来回几句之后，小孩开始大哭、哀嚎，鼻涕眼泪都糊到一起，甚至开始在地上打滚，这时，如果大人说一句"好了好了，给你买，别哭了，别丢人现眼了"，通常小孩立刻就不哭了，哪怕东西还没买到手，脸上挂着鼻涕眼泪就开始笑了。情绪这样从高兴到难过到撕心裂肺大哭到破涕为笑只有短短几分钟，这就是情绪表现的不稳定。幼儿小孩有这样的情况我们可以理解，因为他们对自己情绪的控制力还没有足够的发展，但如果成年人还这样就显得太情绪化了。那是不是情绪越稳定越好呢？倒也未必，前文讲到，粘液质的人天生情绪稳定一些，但过分追求稳定，压抑控制自己的情绪反应，乃至像块石头，喜怒哀乐皆不喜形于色，一定会少了很多人生乐趣。

三、主导心境愉快是情绪健康的主要表现

如果用天气来比喻人的情绪，那什么是好天气？阳光明媚、春风拂面，还是毛毛细雨？某天的艳阳高照、某时的狂风大作我们不会觉得怎么样，但如果一直是烈日当空或是连续多日狂风暴雨呢？你可以在纸上画一个坐标，先从左到右画一条射线，表示从某个时间起到未来，再在射线的起点画一条垂直线，向上表示高兴、兴奋，向下表示难过、低落，以此为坐标，描绘一条曲线来表示你最近两个月情绪的波动。如果一个人长时间情绪低落，每天都是以泪洗面，近似一条横线在横轴下方很远，这种状态属于抑郁；如果一个人近似一条横线在横轴上方很远，长时间兴奋，每天都是亢奋的状态，这很可能处在躁狂状态，抑郁和躁狂是两种截然相反的心理异常状态；如果有人这条曲线多数时间在横轴下方不远的地方波动，这意味着他的情绪一直不大好，长期处于淡淡的忧伤或是弥漫的焦虑中，很显然不健康。可能你向往永远快乐，希望自己的这条曲线在横轴上方不远处近乎水平，每天都是淡淡

的喜悦，但这并不现实。现实的生活更多是较为平淡，偶尔心情高涨，偶尔情绪低落，但这样的时间都很短暂，只要大部分时间情绪曲线在横轴上方，就是健康的状态。情绪健康并不是时时刻刻开心，而是什么情绪都有，但总的看、长时间看，愉快的情绪多。美国心理学家芭芭拉·弗雷德里克森研究认为，积极情绪与消极情绪的比值至少要大于3∶1才好。

情绪更多是我们生活的情感表现，是结果，而非原因。当我们有自知之明，还能自我接纳，爱自己，能够尽量将自己的想法和事件本身分开，觉察到自己的多种情绪，理解自己内在多侧面多层次的感受和需要，选择其中某些情绪，以合乎社会规范、合乎情境的方式表达出来，就是自在的生活。

【练习活动】

一、情绪的"ABCDE"理论

"ABCDE"理论法则中，每个字母代表的含义是：

A（Activating events）：诱发性事件；

B（Believes）：个人对诱发事件的评价、解释、看法；

C（Consequences）：个人的情绪反应和行为结果；

D（Disputation）：与不合理的信念辩论；

E（Effects）：通过疏通产生积极的情绪和行为。

举个例子：

A：今天上班遇到老板，他恶狠狠地看了我一眼。

B：老板对我的工作不满意，后半年升职的事要黄了。

C：我心情恶劣，无法关注于工作。

D：我注意到，老板今天心情好像特别差，上午已经严厉批评了三位同事。目前还没通知我去他办公室。上周开会时，老板还表扬了我，说我工作做得不错。

E：心情平复下来，开始安心工作。

每天我们可以用这个方法来练习，当有消极的想法产生时，反驳它，并以这样的表格记录下来。

不好的事情：_____

当时的想法：_____
想法产生的后果：_____
反驳的理由：_____
启发：_____

二、3分钟呼吸空间

第一步：觉察

不管你是坐着还是站着的，开始有目的地调整为一个挺直而高贵的姿势。如果可能的话，闭上你的眼睛。然后，把你的觉察带到你的内在体验，问自己：此时此刻我的体验是什么？

脑海中有什么想法？尽你所能地，把想法识别为心理的活动，你也许可以把它们用言语描述出来。

在这里有什么感受？转而面对任何情绪上的不舒服或不愉悦的感觉，承认它们的存在。

在这里有什么身体感觉？也许你可以很快扫描一下身体，找到任何紧张感或支撑感。

第二步：集中

然后重新把你的注意力放在呼吸本身带来的身体感觉上。靠近腹部的呼吸感觉……感受着腹壁随着气体进入而扩张的感觉……随着气体被呼出而下沉的感觉。一直跟随着你的呼吸，吸气和呼气的整个过程，使用呼吸来把自己锚定在当下。

第三步：扩展

现在，在你的呼吸附近的区域扩展你的注意力，这样，不只觉察到呼吸的感觉，还觉察到身体作为一个整体的感觉，包括你的姿势和面部表情。

如果你开始觉察到任何不舒适、紧张或者阻抗的感觉，就在每一次吸气之中把呼吸带入那个部位，在每一次呼气之中把气体从那个部位带走，这样你就能够在那些感受上聚焦。如果你想的话，在呼气的时候你可以这样对自己说：

"这是可以的……不管它是什么，它已经在这里了：让我感受它。"

尽你所能地，把这种扩展的觉察带入你这一天的接下来的瞬间。

——摘录自马克·威廉姆斯，约翰·蒂斯代尔，辛德尔·西格尔，乔·卡巴金著《穿越抑郁的正念之道》

第五章　营造人际和谐

"没有稳固的人际关系，就没有真正的自由和幸福。"——尼采

"人类天性中最深层的本质是渴望得到别人的重视。"——威廉·詹姆斯

"人生最重要的不是你得到什么，而是你与谁分享这些。"——奥斯卡·王尔德

当代的社会思潮更多地鼓励人们独立、追求自我，殊不知犹如鱼儿离不开水一样，自在的生活也离不开和谐的人际关系。每个人都是借由与他人的关系互动中才创造了自己的生活。生命中个性的碰撞、相互关系的微妙才使得生命无限复杂和丰富。人是社会性动物，我们的生存和发展都依赖他人的合作，与他人交往、共处的好坏极大影响我们的心情，进而影响生活质量。

现实生活中不是每个人都好相处。有的人小肚鸡肠，喜欢对别人冷嘲热讽或指桑骂槐；有的人对问题熟视无睹，习惯把责任推给别人；有的人总是回避关键问题，或是打岔；还有的人总是沉寂，不给一丁点儿回应；有的人特别容易被激惹，争执随时可能爆发。

现实生活中也不是人人都会相处。有的人不敢与人交往，紧张、面红耳赤，不敢正视别人；有的人觉得很多交往都是虚情假意，认为没必要和人交往，不愿抛头露面；有的人心里很想和别人多亲近，但或是木讷，或是夸夸其谈，或是出言粗鲁，或是开玩笑不注意场合，或是不懂给人留面子等，导致与人相处不痛快。

你生活中各种人际关系相处得如何？我们交往的人有很多，亲人、朋友、同事、领导、生意伙伴、服务对象等等，交往的时候多少有些差别，但总的看有很多共同点。

第一节　人际交往的过程研究

两个人从陌生人、零接触的状态发展到知己、闺蜜或伴侣这样深度卷入的状态是逐渐发展的过程。举例来说，你在微博上关注某个明星就是单向接触，你每天在关注他，他并不知道你。你关注了某人，某人也关注到你，可能你俩并没有实际的往来，甚至都没说过话，这就算是双向接触。在有某个场合，你和她碰面，打了照面，寒暄几句，知道对方的姓名、大概是哪个公司或单位的，这样的表层接触可以称之为相识，这样的人我们身边很多，像小区里的邻居，没怎么讲过话，但常碰见，感觉面熟，即便是聊天，也就是谈些无关痛痒的事情，比如天气。这些最初的注意通常是自发的选择过程，如果有机会和某些人走近些，比如一起参与过某些活动，参加某个饭局，多往来几次，我们成了熟人，也可称为一般的朋友，这一水平的交往可能有一些情感联系、沟通也多了些，彼此知道了对方更多的公开信息，比如过往的一些经历，还是不太会分享个人私密。熟人中的某些人和你好像真的很有缘分，你们有很多的共同点，彼此欣赏，或者彼此需要，你们的来往更密切，交流更深入，有了较深的情感卷入，交往中常常表露出自己内心真实的观点或感觉，慢慢这些人就成了好朋友。可能走过多年之后，你回顾四周，你会觉得其中某两个人和你关系最好、最投缘、最可靠，相互照应得最多，这样心理距离越来越小，允许对方进入自己内心高度秘密的地方。这样深度卷入的状态就是知己、闺蜜的状态。

表5-1　人际关系状态及其相互作用水平

图　解	人际关系状态	相互作用水平
○　○	零接触	低
○→○ ○↔○	单向接触 双向接触	↓
⊙⊙	表层接触	
◎	轻度卷入	
◎	中度卷入	
◎	深度卷入	高

资料来源：引自D.O.Sears，Freedman and L.A.Peplau，et al.Social Psyhology.Englewood Cliffs，NJ:Prentice-Hall，1985，pp.230

奥特曼（Altman，I.）等发现，良好的人际关系是在自我暴露逐渐增加的过程中发展起来的。随着信任和接纳程度的提高，交往的双方会越来越多地暴露自己。自我暴露的程度由浅到深，大致可以分为四个水平。一是情趣爱好方面，如饮食习惯、偏好等，常常在关系比较浅的人之间，如各种饭局中。二是态度，如对人的看法，对时事的评论等，熟人之间侃大山的时候常见。三是自我概念与个人的人际关系状况，如自己的自卑情绪，和家人的关系等，常见于好朋友之间的倾诉。四是隐私方面，如个人的性经验、一些不为社会接受的想法和行为等，通常只在最亲近的朋友间吐露。

关系变得亲近是一个逐步发展的过程，关系变得疏远、交恶也是逐步发展的过程。通常出现信任危机时，人际关系就不可避免地破裂。

第一，出现分歧。

双方的不同点在扩大，心理距离增加，随后双方开始感觉难以判断对方。

第二，开始收敛。

双方为减少彼此的紧张，交流变少，谈话变得生硬，对对方的反应过度敏感。

第三，关系冷却。

双方都觉得交往有压力且不舒服，虽然还维持着必要的交往，但气氛冷淡，不太愿意直接对话交流。

第四，开始回避。

开始厌烦交往，表现得不自然、呆板，说话离得都远了。双方尽可能回避、独处，避免在一起的无所适从。

第五，终止关系。

双方都感觉焦虑、不安、难受，随着交往距离增加、频次减少，最后关系自然终结。

第二节　影响人际交往的因素

从发展历程图当中，我们可以看见随着交往程度越近，相互了解得越深，我们身边的人越少，哪些条件促使我们能经过重重考验成为彼此的知己呢？

一、客观因素

（一）接近性

空间距离越近，人们交往、接触的机会越多，相识相交的可能性越大，人们越容易形成密切的关系，正如人们所说的"远亲不如近邻""近水楼台先得月"。同学、同事、邻居或是同乡等，经常接触，交往频繁，具有共同的经历、共同的话题，更容易建立密切的关系。

（二）相似或互补

俗话说"物以类聚，人以群分"，有着相似的态度、兴趣爱好、信念、价值观和行为习惯的人，志同道合，彼此很容易产生情感共鸣，容易形成密切的关系。同时，如果他人的特点正好弥补自己的缺憾，满足了自己的理想，也容易产生认同，比如一个被动型的人可能特别喜欢与支配性的人相处。同时，喜欢通常是相互的，我们喜欢那些喜欢我们的人。

（三）外貌

一个人的容貌、穿着、仪态和风度也会对人际吸引产生影响，特别是在人们交往的初期，好的外貌容易给人良好的第一印象，人们往往会以貌取人。外貌美能产生光环效应，认为外貌美的人也具有其他的优秀品质，虽然实际上未必如此。

（四）个性特点

一个人如果在能力、特长、气质、性格、品质等方面比较突出，往往能形成很强很持久的吸引力。有研究表明，尊重他人、关心他人、对人一视同仁、富有同情心、有责任心、热情、开朗、待人真诚的人更容易受人喜欢，而自私、虚伪、缺乏责任心、浮夸不诚实、喜欢支配别人或者孤僻、自命不凡的人最让人讨厌。

二、主观因素

（一）人际安全

人际安全是指人们在人际交往中对自身状况保持有利地位的肯定性体验。觉得自己人际关系不好的人往往是人际安全得不到保障，因此，在人际交往中总是局促不安，担心别人怎么看自己，也不敢主动和他人交往，经常防御性地退缩或回避。

（二）人际张力

人际张力是指人们在特定人际关系中体验到的一种心理紧张状态。只要身处这种人际情境，个体就感觉到紧张、压抑、无奈、无能为力或者表现为冲动、偏激等。人际张力越大，人们越难适应人际关系。一旦离开这一情境，可能相应的紧张痛苦就会自行解除。我们生活中的很多关系，如同事关系、婆媳关系，不能随便更换，所以处理不好就深受其苦。

（三）人际期望

人际期望是人们对交往双方在一定条件下心理行为的预期和愿望。这种预期其实是我们的主观投射。这种人际期望常常是自发的、内在的和无意识的，很大程度上受制于过往的经验。人们对不同的人际关系有着不同内容、不同价值的期望。比如，学生普遍期望教师有学识、有风度、关爱学生、自己可以向他们诉说；媳妇常常期望婆婆像自己妈妈那样照顾自己、无私奉献。一旦现实与其期望不符，人们很容易对彼此的关系感到失望。可惜的是很多人不停地在抱怨现实中的人，而没有反思自己的期望是否恰当，更不会想着调整自己的期望。

对照关系亲近的过程和破裂的过程，我们可以看到，建立和维系人际关系最重要的是多寻找相似性，培养相似性，妥善处理好不同点或分歧，求同存异。

第三节　人际交往的原则

建立和谐的人际关系，掌握交往的技巧很重要，比如，与人交往时面带笑容，注意礼貌，适当提问等。但如果这些不是发自内心，像一些声音甜美、笑容亲切的服务员，技巧只是工作场合职业化的表现，即便是训练有素仍然不能带来理想的关系，反倒是让人感到虚假和距离感。人与人亲近关系的建立首先是心灵的交汇，一颗真心、爱心比什么都重要。真心是在点滴的言语和行动中体现出来的，我们可以把它扩展为以下几个原则。

一、平等

真正的亲近关系在情感上、态度上是平等的。尽管我们每个人身体和心理等方面存在着差异，但都有自己独立的人格、做人的尊严和法律上的权利与义务。生活中每个人都有自己的人格尊严，并期望在各种场合得到他人的尊重。平等意味着尊重。尊重他人就是尊重交往对方的人格、隐私、习惯与价值，承认或肯定他人的能力与成绩，不损伤他人的名誉和人格。尊重能够引发对方的信任、坦诚等情感，缩短交往中的心理距离。

在具体的交往中真正做到平等并不容易，特别是在我们这个崇尚权威、凡事都要比较的文化中，存在各种鄙视链，哪怕是同事、同学、邻居，也会因为对方在某一方面不如自己而对他不屑一顾。即使有修养的人在言语间也会流露，类似"这你都不懂""他你都不认识""这你都不会"等话语，无意间破坏了关系。通常处于优势地位的人放低身架待人会自诩美德，但如果心中平等心不足，还是会让人不舒服。面对社会地位、经济条件、长相外貌等方面远高于自己的人能平常对待，而不卑躬屈膝，则更为难得。正如禅宗六祖慧能所言"见性是功，平等是德"。

对于无关痛痒的关系，或是心平气和时，我们相对容易做到平等待人。

一旦出现冲突或争议之时，仍能做到平等尊重对方则是难上加难。被尊重的感觉就像空气，当它存在时，没有人会想到它。但是，当你把它拿走，人们脑袋里面想的就只有尊重。一旦人们在关系中感到不受尊重，出于保护自尊的各种防御行为便会出现，如退缩、讥讽等。在关系中失去平等尊重通常是因为我们认为对方和自己不同，是完全不一样的两种人。比如，我是讲文明的人，他是野蛮的人；我是好人，对方是坏人；我是上等人，他是下等人；我是讲道理的人，他是胡搅蛮缠的人；等等。如果我们能把对方看成和自己差不多的人，认识到人人都有缺点时，这种感受便会自动消失。即便是最令人讨厌的人，我们也能找到和他们之间的相似点或共同性，至少我们都是人类。发现自己和他人之间的相似点有利于我们创建互相尊重感，最终帮助我们和任何人维持良好的关系。

二、宽容

人际交往的双方由于个人经历、文化修养等各方面的差异，会由于误会、不理解而产生不同程度的矛盾，这是很自然的，也是不可避免的。要想维系关系，必须做到宽以待人、求同存异，即宽容。宽容是指对他人一些并非原则性的冒犯和无心过错，充分理解、体谅，对他人不计较、不求全责备。想要他人宽容自己，自己需要反省是否有苛责他人。一方总是宽容，一方总是计较，就会有不平等的感觉，总担心犯错被指责，人际交往中总是紧张。

宽容意味着将心比心，在交往中进行换位思考，进入对方的思想和情感世界，以对方的眼光去看对方的世界，以对方的心情去体会对方的情绪，以对方的思想去推理对方的行为。考虑到对方的难处，理解对方的某些行为，而不是想当然地把对方的行为理解为对我们的敌意、故意地伤害，或是把对方的某些言行定性为人品不好、人格不健全、三观不正、心理不健康等。

当然，宽容并不是要丧失原则和自我，而是强调在坚持原则和自爱的基础上，以博大的胸怀接纳别人，尊重多样性，包容各种差异。人际往来中有宽容氛围，彼此才能多流露本心，才感觉交往起来轻松自在。

比宽容更难得的是宽恕，古人云："以恕己之心恕人，则全交；以责人之心责己，则寡过。"很多人觉得，宽恕就是遗忘对方过去的过错，心理学研究发现，真正的宽恕是记得。宽恕展示的是爱心和坚强，心理学家夏洛特·威特利特（Charlotte Witvliet）发现，宽恕能够让受伤的人从负面情绪中解放出来，从而产生情绪和行为上的积极效应，包括降低焦虑、减少负面情绪、较少的心血管疾病和较好的免疫系统功能。而毫不宽恕的记忆和报复的心理，会让人产生强烈的负面情绪，与极度的愤怒和恐惧所带来的负面作用相似。在与人交往中，懂得宽恕是超越伤害、愤怒、痛苦、悲伤与仇恨的不二法门。

三、诚信

诚，即真诚、诚实。为人厚道，不自欺，也不欺人，不要奸诈，不要机关算尽。1968年美国心理学家安德森（N.H.Anderson）曾列出555个有关人品的形容词让大学生评选。结果评价最高的词是真诚。在8个评价最高的形容词中，有6个和真诚有关，即真诚、诚实、忠诚、真实、信赖和可靠。而评价最低的词中，虚伪居首位。由此可见，真诚在人际交往中的意义和分量。只有以诚待人，才能赢得他人的好感和信任，建立起长期稳固的友谊。虚情假意，可能会蒙骗一时，但早晚会被识破，从而使自己名誉扫地。

信，即守承诺、讲信用。言必信，说真话，不说假话，取信于人。守承诺，说到做到，行必果，"一言既出，驷马难追"。讲信用，守时守约，自己没有把握的事情不轻易许诺，不虚打包票，做不到的事情，帮不了的忙，不许诺、不应承，如实相告，以赢得对方的理解，否则误他人大事，毁自己声誉。

人际交往中讲诚信就是说老实话、办老实事、做老实人。不少人觉得总是老实人吃亏，积极心理学研究发现，信任他人是一种理性的、善良的、有效的选择。首先，个人、组织越诚信，我们浪费在防备、监督、控制所需的时间和精力就越少，沟通交换成本也越低。其次，诚实、信任更能激发人与人之间的理解、体谅、互助和合作以及利他行为。其次，当面临人际问题、矛盾、冲突时，信任就显得尤为重要。彼此信任有助于问题的和解。有研究表明，当人们信任领导的动机和意图时，他们就更容易接受其解决方案和最后的结果，否则人们会怀疑、怨恨甚至反抗领导。

四、适度交往

在我们这个讲等级、讲秩序的文化氛围里，与人交往需要注意分寸。分寸意味着不同的事得找不同关系水平的人，不能找关系平淡的人聊私密的事、帮救命的忙，也不能遇到重要的事情不告知密友，那样就是见外、生分。分寸还意味着把握合适的交际时间，比如，守时、尊重他人的私人时间，特别是不要在未约定的情况下，贸然登门拜访，把握交往频率，适可而止。

分寸有时候还意味着遵守潜在的社交礼仪，这些社交礼仪最直接地表现为社交距离。西方心理学研究发现，不同交往水平表现出不同的社交距离，一般的社交距离在1.2米到3米之间，而大概一手臂长的距离是属于好朋友往来的距离，一胳膊肘的亲密距离只适合夫妻及情侣之间。不同水平的交往对应着不同的自我暴露水平，不熟的人在一起只会聊聊吃喝玩乐，熟人之间就会议论他人、评论时事等，好朋友之间可能就会讨论自己的情感或者家庭矛盾等，遇到知己才会分享隐私，如内心创伤和秘密等。

除了社交距离之外，我们的交往最需要注意尊重他人的心理边界、保护自己的心理边界。不管我们生活的空间有多大，每个人都希望有自己一个不受侵犯的空间。当你放弃坚守自己的边界，他人就习惯侵入你的内心，比如指责你、干涉你的各种个人事务；当你过于严守自己的边界，可能他人会感觉你浑身是刺，难以亲近；或者彼此间失去了边界，两个人的关系就呈现出纠缠不清，最典型的是那些分了又合，合好又分，反反复复的恋爱关系。不考虑双方关系的水平，刻意地靠近他人，提升自我暴露水平，或者打听他人的隐私，掺和他人的私人事务，都会引起他人的不适和厌烦。人们的自我感觉往往十分敏感，当人的私人空间遭到他人侵犯时，会本能地做出某种姿态予以防御。特别是在上下级关系或者亲子关系中，我们常常听到"你这是侵犯我的隐私"这样的抱怨，原因就在于父母要求孩子不能关闭房间门、员工出勤必须开手机定位等突破他人边界的行为，或者在亲密关系中，翻看对方的手机、限制对方不能和哪些人交往等等。

最理想的状态是不论关系多亲密，我们尊重他人拥有自己的空间和秘密，在对方需要的时候给予支持和陪伴，犹如两只手，他们能交叉着握在一起，也随时能抽开，左右手分明。要在人际关系中自由出入，不受牵绊，你可能首先在内心里做到课题分离，课题分离是心理学家阿德勒所强调的一项任务，简单来讲就是分清楚别人的事和我的事，别人的情绪情感和我的情绪情感。我们不需要去掺和和考虑别人的事情，只需做好自己的事情。不要把自己应负的责任推卸给他人，如推到父母、领导、伴侣身上。从这个意义上讲，各人自扫门前雪是有道理的，每个人都做好自己的事，大家之间也就没什么问题了。

五、互利互惠

我们的交往总是有目的的，或是为了各种利益，或是为了感情的需要，哪怕纯粹的闲聊也是为了排解寂寞。互惠原则是指在人际交往中，双方都能满足各自的心理需要，同时获得一定的利益和好处。人们在关系互动中倾向于扩大收益、缩小代价或倾向于扩大满意度、减少不满意度。如果回报与付出相当，甚至远大于付出，那么关系互动就得以维持；相反，回报小于付出，我们便会感觉不平衡，倾向减少付出，关系变得疏远。交往的双方都感觉在关系中有足够的收获，关系才是可持续发展的。交往中的互惠性越高，交往关系越稳定、密切。在人际交往中最忌讳只会算计个人的蝇头小利，处处钻营，就为了满足一己之私，只为索取而来，从不付出，没有得到转身就走。一个人要想得到他人的关心、尊重、爱护和帮助，就必须考虑到对方也有同样的需要。所以在交往中必须牢记自己要先付出，才有可能获得一定的回报。

第四节　人际交往的恰当认知

我们的生活有不同的圈子，家族圈、同事圈、同学圈、行业圈等，不管哪个圈，以我们自己为中心，从心理距离的远近来划分，可以划分为几个圈，从近到远依次是知己、好友、熟人、相识四个圈。显然，哪怕对方是你老同学加老同事，不代表他一定是你的知己，某人和你有很多利益往来，也不代表他一定是你的好友，至亲也不一定就算你知己。认识和接受这个事实，我们才有现实地处理和应对各种关系的基础。

一、所有的人际关系都有亲疏远近

生活中有些人好像特别会处理人际关系，左右逢源，大家都喜欢他。你可能也希望自己能成为这样的人，带着这样完美的期待，遇到现实交往的小摩擦就暗自伤神，担心影响人际关系，面对他人过分的甚至是无理的要求，不会拒绝，而是一味地委曲求全。这样完美的期待是不现实的，我们没有精力去维系好每一段交往关系，把它们都变成亲近的关系。所以降低一些期望，有三五好友，一二知己就很好了。我们不可能让所有人都喜欢自己，萝卜青菜，各有所爱，就像你并不是同等程度地喜欢你的同学们、同事们和亲戚们，很可能你就不是你同事或是领导的菜。有些人我们很敬佩，但不会喜欢，有些人来往很密切，但并不亲近。

人与人的差异很多，首先是性别差异，研究表明：男女对同性友谊的需要程度几乎相同，但表现不同。男性倾向于用更加抽象和概念化的术语来内化和体验关系，他们可以把作家、思想家和哲学家放到自己的关系中，同这些人进行深刻的对话。对男性来说，智力上的互动让他们"感到"关系，他们相互邀请踢球玩牌，共同"做"事情，通过他们自己所做的事情来了解自己。而女性则存在于更富有情感、难以言表的关系，似乎必须有一点情感的色调，不管是现实的还是想象的，才能让她们感到自己是处于与另一人的关系中，她们为了聊天而走到一起，为了在一起而"在"一起，通过为他人而存在的过程中了解自己。简而言之，男性强调兴趣爱好的一致，女性倾向于情感的依恋，更加细腻亲和。所以男性更多独来独往，女性失去友谊更加悲伤。

其次是气质类型的差异，像张飞一样胆汁质的人直截了当，特别容易出语伤人，而像林黛玉一样抑郁质的人心细敏感、情感丰富、容易伤感等等。性格差异也巨大，有人热情，有人冷淡，有人大方，有人小气。还有兴趣爱好的差异，喜欢运动的和希望宅家的自然交往得少、交往得浅。哪怕同在某个圈子，有同样爱好的人之间关系也会更亲近一些。人生追求有差异，有人求名，有人逐利，有人求平安。经济条件有差异，有人不知公共汽车里面是什么样，有人每天只能在地铁里面挤沙丁鱼。还有教育程度、家庭背景、所处社会文化带来的种种差异。

这些差异让人们很难彼此认同和接纳，有些时候还会变成敏感话题，成为造成人际冲突的重要原因之一。比如"何不食肉糜"的故事。也正是因为这些巨大差异，所以人与人交往有分歧、有冲突、有矛盾很正常。我们不能一遇到冲突和矛盾就觉得很糟糕，靠回避、避免打交道或者忍耐来解决问题是行不通的。人际冲突是生活不可分割的部分，必须直面，设法化解，交往双方要共同面对差异，彼此调整、适应。

二、对不同的人用不同的方式交往

在我们的成长过程中，特别是学生时代，我们与人相处是完全凭感觉的自发的过程。物以类聚，人以群分，典型的心态是"我就这样，处得来就处，处不来拉倒"。在遇到不和谐或是冲突的时候，总是强调"对事不对人"。这种交往心态肯定也会有一些合得来的朋友，但遇到一些我们不能选择、不能回避的交往处境，就不适用了。比如，很不幸你的领导就是和你的工作理念差异很大，你的生意伙伴和你气质类型差异很大、性格迥异，你怎么办？不同气质类型的人之间的交往，如果不是刻意注意，特别容易把对方的特质当成在某一情境中针对我们的特定行为，是针对我们个人的，进而引发冲突，这时你必须学会调整自己的交往方式，有意识地、有区别地和不同类型的人交往，使得人际交往成为一个自觉的过程。面临分歧、冲突，最需要做的是"对人不对事"。可能你会纳闷，这不是违背"对待他人要一视同仁"的做人原则吗？"对人不对事"和"一视同仁"不矛盾。前者强调的是和不同人的交往方式应当有所区别，后者强调的是对待他人的态度是同样的平等、尊重。

根据对方的人格特点来调整交往方式。比如，和张飞这样胆汁质的人交往最好温和直接一些，不要藏着掖着，避免直接对抗；和王熙凤这样多血质的人相处可以随意一些，多一点调侃都没关系；和林冲这般粘液质的人交往多有些耐性，多讲道理，有事情尽早和他们商量，引导他们慢慢接受某一决定或是新事物；对林黛玉般抑郁质的人婉转一些，不可激烈刺激他们，但也不要过分迂回。如何判断他人的气质类型？这里推荐一个简便的判断方法。

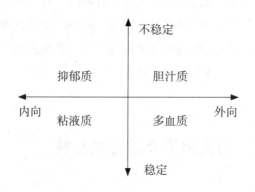

图5-1 气质类型的判断

我们只需要了解两个维度的信息就能推断出某人的气质倾向性。一是内向外向的维度。很多人以为交往中爱说话的人就是偏外向，不爱说话的人就是偏内向，其实这一标准并不准确。不爱说话的人当中有不少人是很想表达、参与讨论，但不敢发言，还有一些是能讲、会讲，但不喜欢过多地表达自己。内向外向最主要的区别在于恢复精力的方式不同，好比不同的电池，充电的方式不同。内向的人更喜欢独处，一个人安静地待着有利于他们恢复精力，过多的交往、过于喧闹的场合是消耗他们的精力；而外向的人更喜欢热闹，独处只会让他们感觉无聊、没劲，和其他人说说话、参与些热闹的活动更有利于他们恢复精力。二是稳定维度，主要是情绪的稳定性，是指情绪状态随外界（或内部）条件变化而产生波动的情况。遇到事情容易激动，情绪变化剧烈属于不稳定，有的人情绪不稳定是直接写在脸上，表现在行动上，有的人则是埋在心底，行动上好像沉稳、微弱，其实内心波涛汹涌。遇到事情情绪反应缓慢而且轻微，并且很容易恢复平静。稳定同样有两种状态，一种总是笑呵呵的，一种表情总是平平淡淡的。这样交织在一起，我们能比较容易判断出，情绪表现稳定又内向的人更可能是粘液质；情绪表现不稳定，又内向的人可能是抑郁质；情绪表现稳定又外向的人可能是多血质；情绪表现不稳定，又外向的人可能是胆汁质。

根据关系的类型和远近来调整交往方式。比如，同样是被人调侃，如果对方是你领导，很可能尽管你心底不悦，但脸上还陪着笑；如果对方只是单纯的同事，你很可能心底升起怒火，脸上表现出不悦，但不会直接去回击对方；如果对方是好朋友，你很可能当场就直接反击。你可能有注意到，越是面对关系亲近的人，我们越不会压抑自己的情绪，我们表达得越自然，关系好像越不会受损；越是面对关系不好的人，我们越是想着冷静表达、理智处理，我们表达出来的越是怪怪的，带着强烈地让人不舒服的感觉。

根据对方的文化程度来调整交往方式。《论语·雍也》中记载，孔子曰："中人以上，可以语上也；中人以下，不可以语上也。"心理学研究发现，对文化程度较高的人，你在说服他们的时候最好提供正反两方面的信息，而对文化程度较低的人，单一重复某些信息的说服效果较好。

三、多看他人的优点

人无完人，我们对周围人身上不同于自己的地方特别敏感，特别容易把这些不同点看成是对方的毛病或是缺点。当我们眼睛里满是对方的这些毛病时，我们感觉就很糟，有人在介绍自己所处的人际环境时，形容说好像生活在垃圾场，可以想象，生活在垃圾场时时刻刻都感觉臭气熏天，无法安心生活和工作。他身边的人真的都是垃圾吗？犹如你坐上一辆公共汽车，陆陆续续正常上下一些人，结果你发现全车除了你都是犯罪分子，这样的概率有多大？怕是比中彩票的概率都小。假如你新入职，领导介绍有两个四人团队供你选，A团队其中一人猥琐，一人小气，一人爱吹牛，一人邋遢，B团队其中一人特聪明，一人特勤快，一人特幽默，一人特大方，你会选择加入哪个？你很可能选择第二个，因为你相信和这些好人相处会更愉快。但实际上，公司里只有一个团队，这位猥琐的人特聪明，小气的人很勤快，爱吹牛的人很幽默，邋遢的人很大方。这个团队是如此，你所处的单位、家庭、社区其实也是如此。看到对方的优点不仅是让我们自己感觉好，还会不知不觉让对方变得越来越好。还记得前面第三章我们有谈到，我们是彼此的镜子，我们在对方的眼中看到了自己。作为他人重要的镜子，我们最优的选择是尽可能以优点反馈回去对方的特点，这样能帮助对方越来越好。

四、自己先改变

交往中我们会遇到各种不同的人，有一些人真的让你很无语，你的第一反应是他们好奇葩，比如，你的领导总是当众批评人，你的同事们习惯开粗俗的玩笑，怎么办？你希望他们能变得合你心意，最好能照顾你、体贴你。这好像不太可能，连父母都不能时时事事合你心意，怎能奢望他人来改变以适应和你的交往。

在学生宿舍、办公室、家庭生活中，我们常常听到这样的抱怨，"为什么要我改？不是我的错呢？明明是他先挑的事"，或是"我都改了好多，结果我越改，他还变本加厉了""要是他跟我说话客气一点，我肯定不会朝他凶"等等。这些话里都表达着一个意思，"都是你的错，你得改正"，抱有这样的思维通常是无益于关系的维护和改善的。

面对生活中无穷无尽的各种冲突，有时我们是不相干的旁观者，更多的时候我们是互动关系的一方。如果你真的无法容忍，你是可以主动中断关系的。之所以还有烦恼是因为你在意这些关系，但又不承认自己是有责任、有能力影响关系发展走向的。当你承担起自己的责任，做自己该做的事情，而不去纠结于对方的行为时，你就挣脱了互相指责、推脱责任的死循环。我们能够成功启发、激励和塑造的人只有我们自己。很多情况下，不知变通、自寻烦恼恰恰是烦恼的原因。因此，与人交往需要经常地客观地审视自己，自己需要做出哪些改变来适应和影响我们的人际关系。

第五节　赢得关系

一、学会倾听

语言是人类沟通交流的主要方式，语言可以是一扇窗，也可能是一堵墙。听到他人的言语远远不够，在交往的过程中听清、听懂他人想要表达的意思非常重要。倾听说起来简单，但在谈话的即刻真正听懂对方话里话外的意思、情绪和诉求还是挺难的。很多人不善于倾听，表现为不专心，不是分神就是分心，听而不闻，压根不知道对方说了什么；或是表现为不重视对方，敷衍了事，左耳进右耳出，转脸就忘了对方的话；或是选择性只听自己想听的部分，断章取义；或是急于发言，着急安慰、着急表达自己的态度，给对方提建议。更糟糕的是随意批判他人，在没有了解之前对他人的观点、性格进行否定和批判，用自己的标准去要求他人。

倾听意味着陪伴，不着急做什么，只是在旁边听着，不仅仅是用耳朵听着，还需要用心投入，有情感卷入。

倾听需要全神贯注。倾听不仅仅是耳朵在工作，还需要肢体、目光、声音等非言语来配合。在听他人说话时，应精神集中、表情专注，不要东张西望、心不在焉；不要看电视、打游戏、哈欠连天，更不要做修指甲、剔牙、掏鼻孔、挖耳朵等无关动作。最好看着对方，身体向着对方倾斜一点，时而赞许性地点头。能全神贯注地倾听对方讲话，等于告诉对方"你是一个值得我倾听你讲话的人"，这在无形之中就能提高对方的自尊心，加深彼此的感情。反之，对方还没有把话讲完，你就表现得不耐烦，很容易使对方的自尊心受挫。

倾听需要虚心。虚心意味着不预设，不预判，在对方没讲话之前不要心存偏见。比如，"你肯定是对我不满""他肯定又是来借钱的"。虚心意味着澄清，不要自以为听懂了，匆忙回应对方，人际交往中很多冲突就是因为这样的误会，"我以为你说的是……"倾听中需要及时对那些含糊、混淆的信息进行确认，确保我们理解的和对方表达的一致。

倾听需要听准、听懂，正确理解判断对方表达的诉求，也就是我们常说的"听话听音"。人们在交谈中表达的倾诉大致可以分为四类：A）行为的要求；B）信息的要求；C）理解的要求；D）评价的要求。例如：

（行为）如：孩子对妈妈说："妈妈，给我买盒冰淇淋吧。"

（信息）如：员工对经理说："经理，咱们部门年底怎么考核呀？"

（理解）如：员工对经理说："经理，这客户太难应付了，出了好多难题。"

（评价）如：员工对老板说："这件事挺难办的，您看怎么处理？"

其中理解和评价诉求特别容易混淆，尤其是对方的表达比较隐晦、含蓄时，比如晚餐时妻子一再问，"这道菜没成功，盐是不是放得太多了"，如果丈夫接着话真的回应菜的咸淡，可能老婆就不高兴了。理解述求的是情感上的回应，求同情、求安慰等。评价述求的是理性的回应，求评价、求决断、求指导、求站队。

二、培养同理心

周一早晨你和爱人在洗漱，你抱怨说，"又是周一了，又要去上班，我不想上班，我还想睡觉！"

这个时候你爱人有很多种回应：

"我又不是你老板，你给我说这个干什么。"

"你不想上班就辞职呗！"

"你不上班，谁养活咱们啊？"

"给你说了不要看手机看得那么晚，第二天起不来你又不听！"

"嗯，我也不想上班，早起好烦啊。"

面对这些回应，你最喜欢哪一种？我猜你喜欢最后一句。它没有敷衍你，没有否定你的感受，没有指导你，没有反呛你，它只是像句废话一样回应了你。但恰恰是这样一句"废话"让我们感觉到对方理解了自己，和我们在一起。如果你在人际交往中能这样准确、恰当回应对方，必定会让关系更亲近。

这种在人际交往过程中能够体会他人的情绪和想法、理解他人的立场和感受并站在他人的角度思考和处理问题的能力就是同理心（empathy）。韩国心理医生郑惠信在她的著作《你是对的》一书中说："同理心不是进入感受相同情绪的状态，而是愿意接纳、理解对方也可能有那样的情绪或感受的状态。"在交往中展现同理心，核心在于接纳对方的情绪，准确描述对方的感受，给予反馈式而不是评判式的回应。

展现同理心难在两点。第一，难在准确感受到对方的情绪和对方内心真正想表达的东西，特别是对方的感受本身很复杂，言语表达混乱不清，甚至言语和行动不一致的时候。这需要我们提高对情绪的敏感性，对他人情绪变化的觉察。当我们不确定时，需要我们聚焦感受，向对方不断询问并倾听，对方的内心与事情的面貌才会逐渐清晰，对方才能感受到他的情绪是被接纳的，双方的心才能慢慢贴近。第二，难在我们自己的及时反应，我们很难做到像镜子一样单纯只是感受对方，很多时候我们很敏感，对方的言行自动激起我们自己的情绪反应或是防御行为。比如，某学生在课堂上站起来，大声说，"老师，你讲的我听不懂"，你很可能第一时间感到羞愧、愤怒等，直接反击一句，"听不懂还不好好听"，而不是去体会学生听不懂时的烦闷。

所以培养同理心最需要理解自己，理解我们自己惯常的想法和感受，能在交往的过程中有意识地等一等，避免条件反射般地做出反应，克制自己评判或是评价对方的冲动，克制自己某些"比惨"的行为。其次需要我们快速感知到对方心底的需要和感受，并给出支持性的回应，让对方感觉到你和他是在一起的。

三、学会表达赞赏

我们的文化对于表扬常持有贬低和偏见，认为夸别人通常都是有目的的，是讨好别人，是拍马屁。其实人天生喜欢被夸赞，我们喜欢喜欢我们的人，收到赞赏，我们自我感觉更良好，自尊提升，对对方抱有好感，更信任对方，也更容易向对方倾诉。赞赏不是表扬，表扬通常是站在高位的人对身处低位的人的奖励，赞赏更多的是不分高低贵贱都可。赞赏不是夸奖，更不是吹捧，它强调发自内心的欣赏，并自然地把这份欣赏表达出来。

可以赞赏的地方很多，关键在于你能注意到，并对此欣赏。从对方的外貌和衣着打扮，到心爱之物，到对方的性格特点和内在品质等，都是可以赞赏的点，其中最能打动对方的通常是对方在日常言谈举止中流露出的他所在意的、重视的、努力追求的东西。

（一）赞赏他人有技巧

我们可以直接大大方方当面赞赏对方，比如"看见你们舍弃休息，义务来帮忙，真是太感谢了！"我们也可以借用询问对方在意的第三方的看法来间接赞赏对方。比如"要是你朋友知道你为了他的事情付出这么多，他会怎么看待你？""某某告诉我，你上次在年会上的发言非常精彩"。也可以询问对方怎么做到一些事的，变相地请他们自我赞美，最简单的一句话"你是怎么做得这么好的？"回答的过程对答者而言，就是一个自我肯定、自我欣赏的过程。回答之后，答者会感觉良好，这份良好的感觉也会和问话的你联系在一起。还有一种表达赞赏的方式是在背后说人好话。不经意间听到别人在背后议论或批评你的时候，你是什么感觉？你一定很羞愧、很愤怒。相反，你不经意间听到别人在背后夸你、说你的好话，你会是什么感觉？你一定感觉特别棒，感觉对方人真好。

（二）表达赞赏的注意事项

表达赞赏是门艺术，表达得好能极大促进关系，表达得不好常常适得其反。比如赞赏一位美女长得漂亮，她可能习以为常。你赞赏一位女学者好美，她可能觉得你肤浅。要想赞赏起到促进关系的作用，使用时需要注意以下几点：

1.赞赏要有事实根据，要具体，不要泛泛而言。"昨天看见你给流浪猫喂食，你真的好有爱心"就比"你好有爱心"让人感觉真切。更不要罔顾事实，比如，有人看不见对方的黑眼圈，直接见面就是"你最近气色好好"。

2.赞赏他人时不要夸张。老师对学生说"你的字是我见过写得最好的"，虽然让人高兴和鼓舞，但明显夸大，可能让人感觉虚假，如果换成"你的字是我这几年所带学生中最好的"，就给人感觉真实可信多了。

3.赞赏要合乎伦理、法律精神。"你吵架好厉害啊"，"刚才在门卫那儿，你装得真像，面不改色，我真是佩服"，这样的赞赏可能是事实，但给人感觉是在讽刺。

4.赞赏要合乎文化习惯，正面表达。夸赞他人"保守"不如夸赞他"为人谨慎"，夸赞他人做事严谨，而不是夸赞他人"追求完美"。

最佳的赞赏是赞赏对方看重的点。有些人为了拉关系刻意夸赞他人，比如，一见面就夸一位知识女性她的衣服真好看，皮肤好，可能起不到理想的效果，如果你夸赞她着装有品味或许效果更好。

表达赞赏需要多练习、多表达，才能形成一种习惯，在表达的时候才自然，而不是给人生硬、刻意套近乎的感觉。很多人对陌生人能表达赞赏，但对自己亲人、伴侣则是张不开口，殊不知身边人最需要我们的赞赏，彼此有积极的表达，感情的连接才会越来越牢固。

四、学会拒绝

帮助他人是美德，互助互利也是人际交往的一条基本原则，特别是在朋友有困难或有求于你时，更应鼎力相助。可是有时候对方所请求的事情是你非常不喜欢的，或是你真的帮不了或是对方所求之事是违背原则，甚至违法的事，该如何应对？面临这种局面，不少人会硬撑着答应对方，最后弄得自己身心俱疲，甚至犯错误。关系越是亲近，越是难以拒绝对方。因为在这个人情社会，人们常担心，如果拒绝对方，对方会不会认为自己不给他面子，会不会影响关系，如果是上下级关系或是有求于人的关系，更是担心被穿小鞋。

从心理健康的角度来看，面对不合理的请求或是帮不了的忙，之所以难拒绝是因为自身的边界不清晰，以及对关系的维护认识错误。当你为照顾对方的面子而一再忍让时，或者当你为了"和睦"而一再牺牲自己时，你就把自己成功塑造成"乐于助人"的好人，也成了一个毫无自我边界的人，既然你"没有了边界"，别人自然随便侵犯你的内在空间。

我们要想生活得安全、自在，免受他人无谓的打扰和侵犯，首先得明了自己的个人边界在哪里。个人边界不等同于"原则"或"底线"，如果说"底线"和"原则"是我们内心城堡的城墙，那个人边界就是围绕城堡的护城河。不能等到城墙被攻击才反击，而是有人跨过护城河的时候就要警示对方。犹如逐步进入帐篷的骆驼，等到它大半个身体都进来就太晚了。人际交往中也一样，最关键的是从一开始就拒绝那些不合理的"一桩小事""帮个小忙"。

怎样拒绝比较好？

首先，要尊重对方，态度要诚恳。先表示对对方的理解，然后再说明自己实在无法帮忙的理由。"我知道你确实需要帮忙，但是……"不能草率生硬地拒绝，因为往往让人不舒服的并非拒绝行为本身，而是拒绝时的态度和语气。

其次，清晰、直接地表达自己的拒绝。有些人习惯委婉地拒绝他人，比如"我这几天太忙了，过一阵再说"，结果过几天对方真的又来了。因为对方请你帮的忙不是只有你能帮，或是你不帮他就活不成的。"这事我得和老婆商量"这类的说辞你自以为是拒绝，对方也可以理解为实情，对你的帮助抱有期待。因此，这样含糊其辞的拒绝容易耽搁对方的事，特别伤害关系。远不如直接说清楚，帮不了，或是不能帮。

最后，如果你还想维系与对方的关系，可以给予适当补偿。当别人拒绝你的请求时，你一定感觉失望或是不舒服，难免会觉得对方太冷漠、太绝情。所以反过来，当我们拒绝别人之后，多少做一些事情来安抚、照顾对方失望和不舒服的情绪对维系关系就非常重要。比如，"抱歉啊，我真的用不着这类产品，不过我可以帮你在朋友圈转发一下，肯定有人对这个感兴趣"。

要想赢得关系，并不是只能迎合。及时、恰当地表达拒绝，恰恰是在告知对方，他如何才能与你和睦相处。及时、恰当地表达拒绝，帮助对方知晓你的边界，哪些是你愿意的、高兴的事，哪些是让你不高兴的事，这样彼此清楚对方的边界，才能尊重彼此的边界，相处就不会为难对方，交往也就更自在。

第六节　学会面对冲突

人与人的交往少有一见如故，更多的是磕磕碰碰。误会、不满、争执，乃至发生冲突，贯穿我们的人际交往，配合默契、沟通顺畅的时刻才显得弥足珍贵。人际交往的好坏、人际关系能否和谐，除了需要我们去促进感情、建立亲近关系外，还需要我们会处理分歧、矛盾，学会应对那些人际冲突。

面对不同意见或是矛盾，我们常常希望和平地解决分歧或表达不满，但很多时候，我们的努力完全落空。不知不觉陷入情绪激烈的争辩、争吵甚至冲突中，将最初沟通的目的忘记得干干净净。然后试图抓住对方话语中的小错来辩解、抱怨或指责，甚至冲动地进行身体攻击。当然，如果对方更强势，我们也会选择明哲保身，避免发生明面上的冲突。为避免没事找事、惹是生非，我们也可能会选择保持沉默，或是和稀泥，维持表面上的和睦。

在面对意见不合甚至出现冲突的时候，人们往往只关注谈话的内容，容易忽略氛围的重要性。事实上，沟通中的氛围是否让人感到安全和自在比具体的话题更加重要，它直接决定沟通交流是否通畅，直接影响人际关系的好坏。当人们在沟通交流中感到缺乏安全感时，往往会采取两种错误的做法：要么沉默不语，拒绝交流；要么采取言语暴力，试图强迫对方接受自己的想法。

沉默包括任何有意识拒绝交流的行为，比如玩文字游戏、不理不睬等，最常见的有掩饰、逃避和退缩。掩饰是指轻描淡写地对待问题，或者有选择性地表达观点，包括冷嘲热讽、甜言蜜语和字斟句酌等。比如："是啊，这个办法太好了。给顾客打折，他们便会为买一斤鸡蛋省一毛钱穿过半个城，亏你想得出来！"逃避是指完全避开敏感话题，只涉及表面上的问题，避重就轻，不涉及真正重要的问题。比如："说到削减成本问题，你觉得这样行不？要求所有办公用纸必须双面使用。"退缩是指彻底退出交流，比如："抱歉，我得接个电话。"借故退出冲突现场。

言语暴力包括所有试图迫使、控制或强迫对方接受自己观点的言语行为，如说脏话、自说自话和恫吓威胁等。在言语暴力中控制、贴标签和攻击最常见。控制是指胁迫对方按照你的思路考虑问题，要么强迫对方接受你的观点，要么独断专行。比如随意打断对方讲话，反复强调自己的观点，大量使用绝对性字眼，经常改变话题以及使用指令性问题控制交流过程。比如："别说了，我们试过这个产品，没见过这么差的。他们的售后服务也是最差的。"贴标签是指把某些人或观点简单地归纳为一类人或物。比如："你不会听他们的吧？天呐！他们是总公司来的，坐办公室的官老爷。"攻击性就更激烈了，目的是让对方感到痛苦，让对方长点记性，包括贬低和威胁对方。例如："你有种再说一遍！""你不要在背后给我耍花招"这类的话语。

人们之所以会拒绝交流和使用语言暴力，陷入这样心理紧张、大脑短路的状态，是因为害怕、恐惧。当你担心对方拒绝接受你的看法时，你便会表现得非常强势，想要迫使对方接受你的看法。当你担心说出真实看法会受到某种伤害时，你便会犹豫畏缩，隐瞒内心真实看法。为了减少这种心理紧张，避免这种冲突，我们应该多想想怎么建立互信和理解，而非急着表达自己的想法。

面对不同意见或是矛盾，如何开展有效的沟通？

首先，你要关注谈话的氛围。只有在安全的氛围中，人们才能自由地讨论任何问题。你需要留意一些信号，例如当你感到胃部不适、眼睛干涩、喉咙发紧、头部充血时；或是某些情绪反应，比如感到害怕、受伤或愤怒；或者是某些特定行为，比如抬高嗓门、开始对别人指手画脚或是变得异常安静，这些都可能提示你正在面临困难和危险。当你感到不安全时，你的大脑会停止工作，体内的化学激素会迫使你做出逃跑准备，你的注意力会变得非常狭隘，自动开始自我防御，完全顾不上考虑其他事情。因此，关注谈话的氛围对于有效沟通至关重要。同时，你还要留意对方的反应。当你注意到对方情绪开始激动、行为一反常态，比如开始抬高嗓门、翻旧账、羞辱你的时候，你不必惊慌，也不要急于反击或逃避。你得记住你此次沟通交流的初衷，那就是不伤感情，解决问题。此时你得提醒自己，"哦，原来他感到气氛不够安全，看来我得想办法提高他的安全感才行"。

其次，在气氛紧张的时候，需要重建安全信任的氛围，暂停讨论充满争议的话题，营造更多安全感。你可以试着说："看起来我们都在向对方强加自己的观点，我保证会继续和你讨论，直到找到咱们都满意的方案。"然后观察对方的安全感是否有所改善。如果必要的话，可以先向对方道歉。放下面子、好胜心，以及"只有我是正确的"之类的错误想法，学会关注自己的真正目的。如果牺牲一点自尊心，承认自己的错误，能换回对方的理解是非常值得的。然后使用对比法的句式来消除误会。对比法是一种是非型陈述，其结构包括：打消对方认为你不尊重他们或抱有不轨企图的误解（否定部分），确认你对他们的尊重，明确你的真实目的（肯定部分）。例如："希望你不要认为我对你的工作不满意，我很欣赏你的表现。只是对于工作汇报的流程问题，我觉得应该和你讨论一下。"

然后，鼓励对方完整表达他们的感受、想法、观点和诉求。在这个过程中，你要保持极大的好奇心，努力探寻对方为何感到害怕或愤怒。让好奇心而不是激烈情绪控制你自己。当对方开始说出令人不快的想法和感受时，你很可能感觉对方不可理喻或是感到自己很受伤害，很想回击对方，这时你得多一点耐心，坚持去倾听对方，等待对方的负面情绪消散，同时问你自己："为什么一个理智而正常的人会说出这样的话呢？"从而能更冷静地去理解对方的想法和思维脉络。

你可以直接邀请对方坦率地说出心中想法："为什么这么说呢？我想听听你的看法。""如果你有不同的看法，请直接讲。"或者你可以试着去确认对方的感受，"你真没事吗？看你的脸色，好像感觉并不好""你好像在生我的气"。你也可以重述一遍对方的话，和对方确认你的理解是否准确。如果这些话还不能让对方袒露真心，你可以直接抛出一个对对方此刻想法的猜测，然后鼓励对方和你讨论。"你是不是觉得我只想多赚钱，不考虑你们的负担？"不管对方的看法是否有道理、有多离谱，你这么做的目的只是试图了解他们的想法，以便弄清楚他们为什么会这样想和这样做。

对方表达之后，你最好先赞同对方的某些观点，很多时候人们在重要问题上的看法并没有区别，却把细枝末节的不同弄成了你死我活的争辩。然后对那些分歧做一些补充意见，比如"你讲得没错，我同意你……的看法，另外，我还想说一点"。如果对方的看法和你的相差甚远怎么办？你最好将双方观点进行比较。比较不是指控对方的观点错误，而是承认双方的看法不同，以试探但却坦诚开放的态度表明自己的看法，例如："我觉得我们的看法有些不同，我来说明一下。"

在表达自己的时候，建议你按照马歇尔·卢森堡在《非暴力沟通》一书中所提倡的"事实—感受—需要—请求"的句式来表达，不要直接向对方提要求，也不要省略你的需要，更不要混淆事实和感受。

事实是指你此刻观察到什么，只说出当下所做的事情，清楚地表达，不加判断或评论。人们容易将事实与评论混淆，比如"小张花钱大手大脚的"和"小张在外面一个人吃顿饭花了1000元"，前者是评论，后者才是事实。

感受是指你此刻的情绪，坦诚表达感受，受伤、害怕、喜悦、开心、气愤等。如果你不陈述事实，直接表达你的感受，很可能让对方摸不着头脑，甚至觉得你在耍性子。比如恋爱中的男女，不说因为什么事情，直接表达糟糕的情绪，心里想着"你做了什么对不起我的事，难道你不知道？"，通常的情况是对方真的不知道。人们容易用想法来表达感受，想法往往是主观臆断，很容易带有批评、批判、指责等意味，让听者反感，起不到良好沟通的效果。比如"听到你说那样的话，我觉得你不爱我"是一个想法，对方常常就开始辩解"我没有不爱你"。"听到你说那样的话，我很难过"才是感受，这样的表达更容易唤起对方的亲近和安慰。

需要是指说出哪些需要（价值或愿望等）导致你那样的感受。很多人意识不到自己的需要，而是把不愉快的感受归咎于他人，"你让我很生气""你让我很失望"，或是通过批评和指责来提出需要，"你考这么差让爸妈伤透了心"，而这特别容易引发对方的申辩和反驳。其实人们的需要都是相似的，如果你直接提出需求，往往会得到积极的回应。比如，"我上班也很累，我想安静地在家休息""我也想在亲朋好友面前有面子"等。

请求是指你希望对方做的事。请求最好使用肯定的句式。很多人习惯讲"你不要做什么"，这样的表达容易让人困惑，不知道你到底想要什么。比如，有位老师在课堂上强调，"你们上课不要说话"，结果几个说话的学生停止了交谈，但开始睡觉了。请求最好是具体的行为，如果你的用词含糊不清，对方就难以理解。"我希望你能尊重我""我没有不尊重你啊"。如果改成"我希望你在别人面前多表扬我"，就清楚多了。有些人习惯用指责的语气来表达请求，比如有些人习惯说"你不会先给我打电话？"他内心是想要对方给自己打电话，但这样的表达首先传递的是责怪、指责的情绪。更糟糕的是在下命令，"你晚上加班，把这个错误改过来"，给人不用质疑、必须照做的感觉，特别让人反感。

自古以来，中国文化都是讲究"以和为贵""生意不成仁义在"，把握平等、真诚、宽容、适度和互惠互利的原则，怀着善意同他人交往，能看到他人的好并告知对方，遇到冲突有耐心地去沟通，即便不能都成为朋友，想必也能和平共处。但在这样一个日益复杂多元的社会，并不是每个人都能成为朋友，难免会遇到攀附、利用或是欺压你的人，心理健康、过得自在的人不会为了所谓的关系而自寻烦恼，他们通常都是惜缘不攀缘，懂得避让，甚至果断退出某段关系。

【练习活动】

一、绘制人际支持网络图

在一张横着的A4纸正中间写上你的名字，然后根据关系的类别和远近，比如，左侧是家人，右侧是同事，上边是同学和老师，下边是朋友，写下你在遇到困难和压力时可以寻求帮助和支持的人。

现在请你看一看，你填在第一位的是谁？谁离你最近？你为什么选他？在你遇到困难和挑战的时候，你是怎样向他寻求支持的？如果你的支持网络里只有两三个人，请你仔细思索原因。

1.为什么你会选择这些人进入你的人际支持网络？

2.你将如何改变目前的支持网络？

二、冲突风格评测

请根据以下每个表述与你实际行为的一致程度，选择"√"或"×"。在回答问题时，回想与你最常发生冲突的人或情况。

1.我往往愿意让别人来负责解决某个问题。

2.与其与对方陷入持续紧张状态，我更愿意让对方赢得争论。

3.争论时，必须由我来说最后一个字。

4.我宁愿花时间关注已经达成一致的事，而不愿协商分歧事项。

5.我认为，妥协是解决冲突的最好办法。

6.在冲突中，重要的是解决每个人所关切的问题。

7.在冲突中，最要紧的是达到自己的目标。

8.与冲突相比，维持关系最重要。

9.如果看起来支持对方更容易的话，我会放弃自己的喜好，支持对方。

10.即使我与某人有冲突，也总会要求那个人帮忙解决问题。

11.我不喜欢紧张，总会尽可能避免紧张。

12.我喜欢赢得争论。

13.我会尽可能地拖延冲突。

14.我会在争论中放弃一些观点，以获得另外一些观点。

15.在争论中，我会尽力确保所有问题和关注点都被考虑到。

16.不是所有差异都值得讨论。

17.在争论中，我会尽最大努力来占得上风。

18.为了维持关系，我会顾及对方的感受，在争论时安慰对方。

19.如果对方会在某些问题上让步，那么我也会。

20.在冲突中，我总能看到妥协点。

21.争论时，我总是尽力让自己的观点清晰明了。

22.在争论中，我会提出自己的想法，然后听对方的想法。

23.我会尽力说服对方，让对方看到我的观点有逻辑性、有好处。

24.在冲突中，我不喜欢伤害别人的感情。

25.当看到马上要发生争论时，我会立刻走开。

26.我会尽力为各方找到得失平衡。

27.如果争论正在酝酿，我会躲开。

28.我赞成在冲突中直接讨论问题。

29.在冲突中，我会尽力在我和对方的立场之间找到一个折中办法。

30.我觉得，坚持自己的意愿很重要。

31.在冲突中，我很乐意寻求自己意愿的满足。

32.如果对方的观点对他或她而言非常重要，我通常会屈服。

33.在争论中，我会试着保持安静，这样我不会怒气冲冲。

34.几乎在每次争论开始时，我都会认为自己将不得不舍弃某些东西。

35.我想让每个人都尽可能满意地结束争论。

现在，请计算总得分。选择"√"最多的那一组问题，表明你的冲突风格（至少与你做题时正在考虑的人或情况有关）。

1.回避型（双输型冲突风格）。问题1、11、13、16、25、27、33。

2.适应型（双输型冲突风格）。问题2、4、8、9、18、24、32。

3.妥协型（不赢不输型冲突风格）。问题5、14、19、20、26、29、34。

4.合作型（双赢型冲突风格）。问题6、10、15、22、28、31、35

5.竞争型（一赢一输型冲突风格）。问题3、7、12、17、21、23、30。

——改编自托马斯·基尔曼冲突模式量表

（Thomas-Kilmann Conflict Mode Instrument）

第六章 如何经营亲密关系

从喜欢上某人、谈恋爱，到结婚，每一步都有很多烦恼，让人揪心。除了感情困扰本身外，经济压力、家务的分担是否公平、对孩子的教养分歧，还有以婆媳矛盾为代表的姻亲矛盾都纷扰着恋爱和婚姻关系。亲密关系带给我们最大的烦恼，也带给我们最大的欢乐。

第一节 相爱容易相守难

美国心理学家斯腾伯格（Sternberg）认为天底下的爱情都是由三个成分组合而成：亲密、激情和承诺。

亲密是指在亲密关系中亲近、连接等体验的感觉，以热情、相互理解、深入沟通、情感支持和分享等为常见的特征。

激情是一种强烈地渴望跟对方结合的状态，俗称为怦然心动的感觉。其主要特征为性的唤醒和欲望。激情常以性渴望的形式出现，但任何能使伴侣感到满足的强烈情感需要都可以归入此类。除了性，其他的，如自尊、照顾、归属、支配、服从等，也是激情体验产生的源泉。

承诺是指投身于一份感情的决定及维持感情的努力，包括短期的和长期的承诺。短期是指做出爱不爱一个人的决定。长期是指做出维护这一亲密关系的承诺，包括对爱情和婚姻的忠诚、责任心。

承诺是理性的，而亲密是感性的，激情则有明显的生理驱力。热恋来自激情，温情来自亲密。爱情三角理论认为，每个成分的强度都是变化的，所以组成的爱情三角形有无数种形态，简单来说有七种。只有一个成分在维系关系的形态，当亲密程度高，而激情和承诺都非常低时，就是喜欢，多表现为友谊，双方有着亲近和温情，却不会唤起激情或者共度余生的愿望。光有激情，缺乏亲密或承诺就是迷恋，迷恋的对象可以是几乎不认识的人，"只是因为在人群中多看了你一眼，再也没能忘掉你容颜"。激起欲望的可能是对方的脸，可能是体态、声音，甚至一个眼神。不含亲密或激情，空有承诺的关系就是空洞的爱，传统包办婚姻的社会中常见这类关系。现代社会也有因各种原因没有分开，仅仅只在一起过日子的状态。有两个成分在维系关系的形态，双方有着强烈的亲密感和激情是人们向往的浪漫爱情，电视电影不断在上演着俊男美女激动人心、跌宕起伏的美好恋情，使得很多人形成了爱情应当浪漫、爱情等于浪漫的观念。双方并不真正了解，没有亲密，被激情驱使匆忙作出厮守终身的承诺，并付诸行动，这样的爱情可以说是愚昧之爱，所谓"闪婚"大多是此类情况。没有激情，但有亲密和承诺的爱情是相伴之爱，这类爱情没有激动人心，多是细水长流。当爱情的三个成分——亲密、激情和承诺——同时具备并强有力时，这就是人们期待的完美爱情，但斯腾伯格认为完美爱情像减肥，短时间做到容易，长久坚持很难。

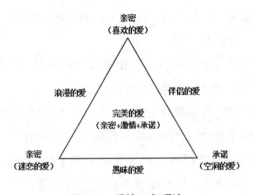

图6-1 爱情三角理论

不仅是每对亲密关系的三成分组合不同，在两个人的亲密关系发展历程中，这三个成分起的作用大小也是在变化。如图6-2所示，在恋爱的初期，亲密关系主要靠激情在驱使，两颗心如干柴烈火，熊熊燃烧，所谓的坠入爱河，伴随着热恋，彼此的亲近和承诺也稳步增加。但烈火很快就燃尽，研究表明激情只有3个月，激情来得快，去得也快，如果没有建立足够的亲密和承诺，亲密关系可能就会中断。如果有亲密和承诺支撑，三条曲线交汇在水平较高的时段里，双方就会有"完美爱情"的感觉。激情在亲密关系中起的作用快速回落，随着岁月流逝，趋于低水平的平稳。亲密关系靠承诺和亲密来支撑，但承诺很特别，不像激情和亲密，可以说有一些激情、比较亲密，承诺通常只有有承诺和违背承诺两种状态，像玻璃一样，完好的时候可以承受很大的重压，但只要有一丝裂痕，随时会碎一地。而亲密是无止境的，只要你愿意去了解，去发现，去成全，历久弥新。

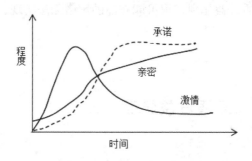

图6-2　三因素变化曲线图

一、浪漫终究落入尘世

如前文所述，当两人既亲密又有激情时，便会体验到浪漫之爱。通常这样的关系都发生在初入爱河的时候。研究表明，首先是幻想促进了浪漫。情人眼里出西施，洋溢着激情的恋人往往会将伴侣理想化，无视那些明显的差异或缺点。随着时间流逝，伴侣最初吸引你的品质甚至逐渐变成最惹人厌烦、恼怒的特点。例如，开始交往时主动而风趣的行为，到后来变成了不负责任的愚蠢行为；一开始很享受对方细致入微的关爱，到后来觉得对方占有欲太强而讨厌对方。

热恋之际，一切都是那么新奇，初吻比之后成千上万个吻更令人激动，亲密的接触让人身体高度唤醒，比如脉搏加快、呼吸急促，片刻的分离都让人魂牵梦绕，亲密感不断增加，激情高亢。相处越久，越是"审美疲劳"，即便是伴侣一如既往地完美，你的身体也不会像热恋时那样被唤醒。诚如电影《手机》里费墨所言，"拉着你的手，如同左手拉右手"。

热恋的时候，受着激情驱使，恋人们通常不会考虑或是低估很多现实问题，或是感觉那些烦恼还很遥远，一方可能会随意做出承诺，比如"婚礼都按你的想法来""没事，以后小孩随你的姓"等等，不考虑实际经济条件、双方家庭的需求等。当人们从单纯的恋爱关系走进婚姻关系之后，亲密关系不仅仅是双方纯粹感情的问题，夹杂着茶米油盐、日常琐事、生存压力等，现实的困难或矛盾日益显现，很可能先前的承诺无法实现，亲密关系自然掺杂诸多不和谐。

二、差异、矛盾日益显现

当伴侣双方开始生活在一起，有了更频繁、更广泛的交往时，彼此完整地暴露在对方面前，更多的是"卸了妆"的模样，先前忽略的或是掩饰的问题慢慢呈现出来，让人诧异，难以接受。理想化的幻境慢慢打破，浪漫自然慢慢没了踪迹。

（一）性别角色差异

男女的人格特质确实有差异，总的来讲，男性更多的是工具性特质强，注重事业成就、办事能力、在什么公司或机关工作、职位多高、薪资多少等等。向往权力，喜欢当领导。难忍受被羞辱、工作表现或能力被批评，需要被无条件接纳。喜欢给别人意见，替人解决问题。面对压力时较需要别人给予空间，自己慢慢安抚情绪。

女性则多是表达性特质强，注重亲密关系、以爱的联结来证明自己存在的价值，婚姻家庭常占生命的一大部分。渴望平等关系，需要被群体接纳。难以忍受被排斥，害怕被忽略或抛弃，较需要在所爱的人心中居首位。亲友遇到困难时较能倾听，给予同情与支持。面对压力时较需要别人倾听，给予同情与支持。

是不是每个男女都是如此这般符合标准呢？显然不是。研究所说的差异显著是指在统计学上有差异，而实际的差异量可能很小。人们常常忽略这一点，经过大众传媒反复地宣传，人们开始认同这样的观点，男人应当有"男人气概"，他们应该自信、独立、果敢、能干、好强。女人应该有"女人味"，温柔、热情、敏感、多情、友善。比如畅销书《男人来自火星，女人来自金星》所描述的那样，男女两性差异明显，好像两个世界的人。事实并非如此。男性并非都是工具性强，也有大量表达性强的男性，女性并非都是表达性强，也有大量工具性强的女性，个体的差异远远大于类别间的差异。人群中大约有50%的人是典型的高工具性男性，典型的高表达性女性，还有约35%的人工具性和表达性都强，剩下15%的人要不是颠倒的（表达性强的男性和工具性强的女性），要不是未分化的（工具性和表达性都低）。

当我们以男人气概、女人味来要求伴侣和自己时，常常挑剔对方或是压抑自己。比如一个典型高工具性的男人可能一心扑在工作，忽视伴侣的情感需求，吵架时或许还嫌对方事多，同时自己很多困难憋在心底，自己忍受着，不能表达。一个典型高表达性的女性可能有能力在工作或事业上独当一面，却选择回归家庭，同时又感委屈，因为丈夫对她的奉献不以为然。或者抱怨工具性强的妻子是男人婆是母夜叉，抱怨表达性强的丈夫没出息、像个女的。如今男女更加平等，特别是越来越多女性多了些工具性特质后，男性在亲密关系中需要学会应对高工具性的伴侣。

（二）原生家庭的影响

恋爱只是两个人的事，情侣享受着激情的欢悦，山盟海誓，对方就是自己的全世界，哪怕旁人提出些许顾虑或是指出某些缺点，当事人都不放在心上，甚至幻想伴侣会因为自己而改变。当真正谈婚论嫁之时，才发现结婚是两个家庭的事，甚至两个家族的事情。特别是在传统的中国文化下，现如今说媒或许成为纯粹的形式，但围绕房子、汽车、彩礼、陪嫁、结婚大典的档次，情侣双方家庭的较量少有干脆、简单、直接又皆大欢喜，常常是"好事多磨"，有磨着磨着散了的，也有很多给日后矛盾留下话柄。当两人走进婚姻，婚姻生活就变成牵扯两个家族的事。各种人情往来马虎不得，小到节日问候，大到安排工作，彼此牵扯，也是最容易生出纠葛矛盾，越是乡土社会越是如此。

我们的生活习惯都是从原生家庭里习得的，上厕所关不关门？起床叠不叠被子？吃饭的时候端不端碗？用流水洗脸还是用盆盛着洗？吃饭时说不说话？等等，伴侣一旦生活在一起，就会感受到对方对自己生活习惯的挑战，从而感到不舒服。更重要的是一些和亲密关系有关的习惯，有的家庭从来不直接谈爱，甚至不表达情感，有的家庭很习惯外出聚餐或是买礼物来表达爱意，有的家庭把钱财放在感情前面，特别地节俭，有的家庭粗茶淡饭也要给爱人买枝花。当伴侣无视这些差异的来源，要求对方依着自己的习惯，如果没有依着自己就认为对方不在意自己，就会感到受伤，可能心生埋怨，指责对方，就很容易发生冲突。

从双人舞到大家庭，夫妻还面临着多种姻亲关系的考验，包括婆媳关系、手足关系、妯娌关系等，特别是婆媳关系，更多的是夫妻、婆媳在成长的过程中因受到的教育和熏陶不同，对夫妻关系、家庭生活习惯、金钱观的理解就会不同。

三、不善沟通

（一）不善表达

一些人不能准确表达自己的意图。当他们抱怨时，很少能准确到位；相反，他们倾向于同时抱怨好几个问题，以至于谈着谈着反而忘了开始想抱怨的事。这常使他们最为关注的事情掩埋在同时责难的许多沮丧事件之中。比如，丈夫忘了买酱油回家，妻子对丈夫说，"你连鱼都不如，鱼还有7秒的记忆，不知道你都在想啥，工作不行，挣钱也不行，对我说的话还从来不上心"。这样的谈话经常跑题，以致从来不能在一个问题上持续深入沟通，"我说的你从来不听。你和你妈一样顽固，你还老是站在她那边"。在一长串问题上扯来扯去，结果没有一个能表达清楚、深入沟通。

（二）不善倾听

关系不好的夫妻通常在彼此倾听方面也表现得很糟。他们很少耐心仔细思索对方的话，习惯打断对方的讲话，以己度人，仓促地得出不好的结论。关系良好的伴侣确实有心有灵犀一点通的时候，关系糟糕的伴侣也会想当然地认为无需询问就能理解对方的心思，只不过更多地解读为对方不怀好意、存心不良，哪怕是对方很中性的行为。"听你那口气，就是在讽刺我""我还不知道你，你就是因为昨天的事报复我，睚眦必报"。双方的对话常常出现"是的—不过（yes-but）"句式，"是，我是没收拾房间，还不是因为我在忙着给你挣钱"，或是避开对方关注的问题，只用自己的抱怨来应对伴侣的抱怨，"是，我是没收拾房间，那你呢？你咋不收拾？谁把房间弄乱的？这都是谁的东西？"

四、加剧冲突的应对方式

人们总是期待对方像热恋时期那样对自己体贴入微，给自己热切的回应，但人们总是得到之后就不珍惜，我们自己也做不到总是那样地体贴对方、回应对方。频繁紧密的交往也意味着前文所提的差异不断在两人中间摩擦，琐碎烦恼不断重复，渐渐引起巨大的痛苦，正如夜晚你努力入睡时，水龙头持续轻微的滴答声也会使你恼怒无比。伴侣比其他任何人带给我们更多的挫折感——即便是出于无心。伴侣最了解我们的秘密、缺点和劣势，一旦发生冲突，这些就是伴侣用来嘲笑和伤害我们的武器，这比其他人给我们带来的伤痛更大。

如果不善沟通，习惯用破坏性的方式来应对冲突，常常会恶性循环，加剧伴侣之间的矛盾。根据美国葛特曼（Gottman）和马克曼（Markman）等人多年的研究，发现在这些破坏性的方式中，有四种典型的反应堪称亲密关系的杀手。黄维仁将其归纳为，"轻视、否定""防卫、反击""负面诠释""筑墙逃避"。

（一）轻视、否定

关系糟糕的情侣通常不懂得区分抱怨（Complaint）、指责（Criticism）和蔑视（Contempt）。倘若不懂得如何抱怨，则抱怨会恶化成指责，甚至变成蔑视，而后面两种行为会严重伤害亲密关系。抱怨本身是平实的、健康的，比如，丈夫早上出门忘了拿手机，此时妻子说："这下大家都得等你，一会路上堵车，都得迟到了。"尽管没人喜欢听别人抱怨，但她这样表达，一般来说对他俩的关系不会造成大伤害。假如这时她说："总是丢三落四，你能长点记性吗？你咋还记得你自己的？害得大家都要迟到！"这句话就变成了指责。因为她的话不光是表达了对丈夫当下行为的不满，还涉嫌"人身攻击"。如果在评判对方人格之外，再加上蓄意伤害，这时，"指责"就变成"轻蔑"。例如，在丈夫忘记某件事的时候，妻子指着他怒吼："你老年痴呆啊，你能记得啥，拜托你别动脑筋了，就你那鱼都不如的记性，还想升职，没开除你就烧高香吧。"因为自身的不满、受伤的感觉，这位妻子不但攻击丈夫的人格，也在发泄自己怒气的同时，恶意在丈夫自尊脆弱之处（未能升职）去伤害对方，短短几句话，已充分表达出妻子对丈夫的蔑视。研究发现，伤害是逐步升级的，当一方的抱怨长期被对方漠视或置之不理时，抱怨的一方很可能会因自己的需求得不到满足、挫折或伤痛不能纾解，而把"抱怨"升级为"指责"或甚至变成"蔑视"，要用更强的情绪甚至伤害来迫使对方就范。

（二）"防卫、反击"

"指责""蔑视""否定"往往导致"防卫"与"反击"。当一个人觉得被冤枉、被侮辱时，最自然的反应是一面替自己辩解，一面攻击对方，希望对方知难而退，不再继续使自己难受。然而，"防卫"与"反击"只会带来恶性循环，唇枪舌箭互相伤害的结果只会使战火节节高升，严重伤害伴侣间的友情与亲密感。我们看一个例子，丈夫晚上回来得晚。

妻子批评道："你还知道回家，你不看现在几点了？"

丈夫防卫地说："要不是你大手大脚，乱花钱，我才不加班呢。"

妻子："我乱花钱？你看某某上个月才办了美容年卡，这个星期又充了1万的超市卡，我这不敢买，那不敢买。"

丈夫："衣柜都塞满了，前天又买两件外套，……"

妻子愤愤地说："我有花你的钱吗？我挣得比你少？没钱还成我的错了，你妈的，你把老子的钱都赔光了……"

丈夫脸红脖子粗地说："你不许骂人。"

妻子叉着腰怼回去："骂你咋啦，骗老子的钱，骂几句还不行啦？有本事你赚回来啊，没本事就会跟我凶。"

丈夫怒吼："你滚，嫌我没钱，你找有钱的去啊……"

妻子更火了："谁怕谁啊，离了你我还活不了？明天就离……我瞎了眼，跟了你个王八蛋。"

丈夫："不用等明天，我现在就走……"摔门而出。

长期处在防卫状态中的，出于自尊保护的需要，人们一边保护自己，一边猛攻对方的弱点，希望对方停止指责，但适得其反，这种对话使伴侣间战火不断升高，情绪激昂起来之时，就使两人沟而不通，忙着防卫自己，而无法试着去了解对方的观点与角度，看不到伴侣有理之处，只急着指出对方的错误。

比如"你拖过地吗？"

"上周六我才拖了。"

"上周六，今天周几了？"

急于防卫，疏于担责，只是一味把过错推到对方身上，自己是那"受害者"，而使对方在不知不觉中扮演"迫害者"或"坏人"的角色。例如，"要不是你先惹了我，我会去批评你吗？""要不是你先骂我，我会跟你吵起来？"，换句话说，"我是无辜的""是你先挑起来的""都怪你，是你惹得我生气的，都是你的错"。问题是双方都是这样认为的，都感到委屈，被误解，动不动就被指责、受害，需要常常为自己辩解。常常一个小小的争执，突然变成大吵，彼此凶狠对骂，翻出一堆陈年旧帐。

（三）负面诠释

伴侣间长期被误解、被指责，内心受伤的结果，就是不自觉地戴上一副有色眼镜，慢慢地再也看不到对方的善意和维护关系的努力，甚至把对方自然简单的行为都看成是带有恶意的。在亲密关系中如果有一方带上这副眼镜，就会总觉得自己是无辜的受害者，而对方是不怀好意，存心伤害的恶魔。两人相处中充满着敏感、不信任，常做条件反射般的回应，随时可能爆发冲突。比如，妻子抱怨老公没情调好些年，这天丈夫终于想起买束花送给她，想给妻子一个惊喜，结果妻子质问道，"说！你到底背着我做什么坏事了？"或是"又不过节，买什么花，有什么企图？"

（四）回避、冷战

在伴侣意见不合或争吵之时，常常一方急着要把问题谈完，而另一方却忙着逃避，想把大事化小，小事化无，甚至希望那些令他敏感不安的话题根本就不被提起。想逃的一方可能直接闪人，离开现场，也可能顾左右而言他，企图改变话题，也可能频频点头，有口无心地快快赞同对方的意见，希望对方不再追逼。通常的话语"好好好，你都对，听你的，你说啥就是啥好吧"。

最极致的回避表现为尽管生活在一个屋檐下，但一方开始"筑墙"，视对方如空气，听不见对方任何言语，不管其抱怨、指责甚至辱骂攻击，表现得不闻不问，无比理智，过着自己的生活。另一方感觉像是在对着墙壁说话，火热的心被拒于千里之外，没有任何温情，没有任何回应，只剩一屋阴暗和冰冷，这便是所谓"冷战"了。两人相处发展到如此状态，哪怕因为各种原因两人不愿或是不敢离开，继续共同生活，亲密关系已经实质性终结。

五、自身人格的不健全

（一）低自尊

低自尊的人常低估伴侣对他们的爱，很难相信伴侣会真正深深地爱着自己，所以使他们对伴侣偶尔的糟糕情绪反应过度，容易感觉到并不存在的伴侣忽视，感到更多的拒绝，遭受更多的伤害，变得更容易发怒。这份痛苦使他们难以建设性地行动，以应对臆想中的危险。低自尊者的自我怀疑和敏感脆弱使他们从无数的琐事中制造出堆积如山的问题。当伴侣间出现冲突时，高自尊的人想办法拉近距离，努力修复亲密关系，低自尊的人错误地以为亲密关系中的磕磕碰碰是伴侣离开自己的不祥之兆，则倾向防御性地把自己隔离起来，生闷气，表现出令人反感、自我打击式的伤害和愤怒，然后自己感觉更糟糕。

（二）不安全的依恋风格

依恋原本是用来解释婴儿与养育者之间的情感联系，特别是母婴关系。后来研究发现成年人在亲密关系中也有类似表现，并且与幼儿时期的依恋模式基本一致。巴塞洛缪（Bartholomew）发现高回避者与人亲密时容易感到不安，低回避者与人亲密时感觉轻松。高焦虑者害怕所爱的人不关注自己，或因为自己不够好而离开，低焦虑者则不担心这些。他依据"回避"和"焦虑"两个维度提出成年人的四种依恋类型：安全型、痴迷型、疏离型、恐惧型。

1.安全型（低回避、低焦虑）
可以很安心地与人亲密，并建立相互依赖又相互独立的关系。不担心被抛弃。对自己和他人的评价都是积极的，认为自己值得爱，他人也值得爱和信任。

2.痴迷型（低回避，高焦虑）

渴望与人亲密，又怀疑对方并不想和自己亲密，很担心失去，有强烈的情感依赖和饥渴。努力地想要获得对方的关注和爱，又觉得自己低价值、不值得爱。总想努力得到他人的赞许，寻求认同。容易感觉被误解和不被重视，对别人的负面评价非常敏感，喜欢夸大负面信息，让自己更加焦虑。常处于怀疑、又爱又恨、拿不起放不下的矛盾中。

3.疏离型（高回避、低焦虑）

回避亲密接触，难以信任和依赖对方，追求独立，因此容易让爱人陷入焦虑。对负面情绪和信息有回避倾向。往往在关系还没进展就开始退缩，觉得对方不可靠，亲近他们的企图会让他们紧张。他们对自己的评价是积极的，自认为有价值，觉得自己可以不需要依赖他人，因此不太在乎他人是否喜欢自己。他们希望和爱人保持清晰的边界，反对依靠。不需要对方为自己付出什么，因为他们也不打算有所报答，出现冲突之后会拒绝一切沟通。他们在亲密关系中寻求的是个人的满足和期望。

4.恐惧型（高回避、高焦虑）

内心期待亲密关系，但因害怕受伤，而表现出犹豫和抗拒，既想依赖又希望独立。这种对依赖的抵触是一种自我保护机制。对自己的评价较为消极，害怕被拒绝，或担心自己离不开对方，因而避免和他人建立亲密关系。进入亲密关系之后，又担心被抛弃，时常感到恐惧。爱人不在身边时不安，爱人在身边又有点厌烦。在亲密关系中，希望有掌控感、自我价值的证明感，追求平静与轻松。

与爱人有冲突时，他们更喜欢以间接方式表达不满，如疏远冷淡。他们也容易做"爱的逃兵"，想做先放手的人，以此缓解内心的焦虑和被控制的感觉。对亲密关系既渴望又恐惧的心态，让他们表现得若即若离，总在亲密与疏远之间挣扎。因此，恐惧型最容易将自己陷入无序和混乱。

第二节　经营亲密关系

一、树立合理的婚恋观

首先要放弃对完美爱情的幻想。追求完美爱情的人常常认为爱情是完美无瑕的，人生只有一个真爱，真爱能克服两个人之间一切障碍，他们把爱情作为选择伴侣时的最重要依据，找对人是婚姻幸福的关键。他们认为：姻缘天注定，夫妻要么脾性相投、相伴到老，要么格格不入、争吵一生。真爱的俩人凭直觉就能知道对方的需要和偏好，对方会像慈父慈母一般，在自己不安、有心理需求时，根本不需要自己开口，他（她）就会体贴到自己的需要，主动来抚慰、满足自己。如果还需要细致地告诉伴侣自己的想法和愿望，那只能说明伴侣爱自己还不够深。如果彼此深深相爱，就不会发生任何争吵。这些观点会导致亲密关系的困扰和不满。因为如果出现争吵，持有这样完美爱情观的人就会认为事态极其严重。当亲密关系出现问题时，因为相信姻缘天注定，是自己找错人了，他们不会采取建设性的行动来改善关系，而只会逃避问题，他们更倾向结束不幸福的亲密关系。

其次是树立婚姻在于经营的观念。亲密关系可能始于激情，但长久的维系要靠亲密和承诺。面对夫妻发生争吵或者伴侣偶尔犯错，持有成长信念（growth belief）的人更忠诚、更乐观，能心平气和地讨论彼此的缺点。持有这样信念，相信人为了幸福是愿意做小小改变的，幸福的婚姻是双方努力和付出的回报，如果两人一起努力战胜挑战、克服困难、严守承诺，有意识地创造一些小浪漫，持续交流，不断增进对彼此的欣赏，甚至帮助对方成为更好的人，满意的亲密关系肯定能实现。

最后，要接受婚姻不等同于爱情的事实。在人类漫长的历史中，婚姻其实和浪漫爱情并无多大的关联，人类的婚姻有三重目的，第一是经济上的需要，第二是繁衍的需要，最后才是爱情的需要。包括一夫一妻制在内的以爱情为前提基础的婚姻观是现代社会才有的产物，据罗兰·米勒在《亲密关系》

里引用的数据，在1967年，76%的美国女性和35%的美国男性还愿意与自己并不爱恋但各方面都比较完美的伴侣结婚。在我国亦是如此，有人坚持找到真爱才结婚，也有人宁愿坐在宝马车里哭，不愿坐在自行车后面笑，更多的人是找一个差不多的人在一起"过日子"。显然"过日子"更多是养家糊口，生养孩子，赡养老人，维护各种关系等，这一切都需要用心经营。

二、寻找合适的对象

（一）学会识别爱情

年轻人情窦初开之时，对异性充满着好奇，若是有自己欣赏的对象热情地回应了自己，常自以为对方是接受了自己的爱，感觉自己恋爱了。但也有时候，明知道到这只是自己单方面的感觉，又会感觉羞愧。更有甚者，两人感情纠葛多年也没有明白双方的感情到底是友谊还是爱情？

一般来讲，爱情和友谊主要有三点不同。首先分享和独享的区别。友谊是可以分享的，可以是一对一，也可以是一对多，或是多对多，两个好朋友正在玩，如果这时又来一个朋友，大家合在一起玩得也很自然。而爱情则不同，它是一对一的、排他的，不喜欢两人中间有电灯泡，两位正萌生爱意的人在一起玩，如果这时加进来一位朋友，大家玩得就会很尬。其次是奉献的程度不同。人们为友谊最多可以做到两肋插刀，但为爱情常常可以奉献自己的一切，哪怕是生命，比如罗密欧与朱丽叶，嫌疑人X的献身。最重要的区别是有无性的色彩。友谊通常是与性无关，比如一群男女朋友去爬山，路过险要的地方男生拉了一把女生的手，可能之后都记不清谁拉了谁。但爱情一定包含着性的色彩，对身体接触充满着幻想，渴望身体亲密接触。同心爱的人在一起，哪怕是不经意的毫毛间的触碰都会在心里泛起一阵激动。这三点对有一些根本没有体验过异性间友谊的人来说，还是很困难的。他们因为没有同异性亲近相处的经验，遇到异性近距离的接触，特别是别人的友善，便会出现所谓"心跳"的感觉，然后自以为就是爱上对方了，或是理解为对方爱上自己了，当关系澄清的时候，他们又会感到备受伤害。

在亲密关系中，人们总以为自己是因为爱情走在一起的，其实也可能掺杂着许多其他的因素，也许是虚荣，也许是征服的欲望，也许是现实的好处，也许是拯救，也许是报恩，当然也可能仅仅是身体的诱惑。比如有男孩A很爱慕女孩B，但女孩B有男朋友D，可是D很花心，女孩B也知道这一点，但她愿意等待，等待男朋友D收心独守她一人，男孩A想要女孩B放弃D，和自己在一起，男孩A相信自己一定能给她快乐。你可能已经注意到，女孩B对男友D是爱情还是想证明自己？男孩A对女孩B是爱还是拯救心在起作用？想要找到属于自己的那份爱情，需要我们鼓起勇气，辨别清自己内心的情感。

（二）挑选合适的对象

理论上我们和任何人都可以很好地沟通，建立良好的亲密关系，但现实中确实某些人更适合做伴侣。要想在亲密关系的旅程上走得顺利些，需要我们找到更合适的人。

研究表明传统社会中强调的所谓"门当户对"有一定的道理，出生于相似家庭的两个人可能在社会阶层、信仰、教育程度、家庭成长环境乃至为人处世的习惯等都比较相似，而共同点越多，彼此越容易产生好感，这是良好亲密关系的基础。同时，有着相似处事风格，人格特质相像的人往往在彼此邂逅时就能和睦相处，比如，两位爱好交际的人或两位害羞内向的人首次相遇，往往比内向和外向的人彼此相遇更愉快。长期来看，具有相似性格的人比性格迥异的人更加喜欢彼此，最终性格相似的人的比性格不同的人婚姻更幸福。

除了找和我们相似的，更重要的是找个性格好的人作为伴侣。尽管男人都想找漂亮的女人，女人都想找经济条件好的男人，但其实人人都想找个友善、随和、亲切的人。多数男性更喜欢没什么钱但友善、漂亮的女子，而不是有钱爱抱怨或温柔但丑陋的女子。多数女性更喜欢友善、体谅和富裕（不要求特别帅）的男子，而不是帅但穷，或者富有、帅但冷漠、不忠的男子。只要女的姿色中等，只要男的差不多有钱，大家都希望对方热情、友善、忠诚、坦率、稳定、幽默、有智慧等。这些特点正好可以用"大五人格理论"中的亲和性指标来评估，高亲和性的人通常善解人意、热情周到、友好大方、乐于助人，他们心态积极乐观，相信人是诚实、正直、值得信赖的。他们习惯用积极的眼光看待他人，并且对别人的需求和看法也比较敏感，因而这样的人通常比较讨人喜欢，容易被社会所接受。更重要的是，相比其他好品质，比如智商、情商，以及奋斗精神等，有可能随着岁月流逝而改变，亲和性很少会随时间而改变。这样高亲和性的男人更愿意关心、照顾家人，也更愿意做出自我牺牲，更敏感和体贴，他们也许不帅、不强壮，也不激动人心，但他们通常是踏实稳重、厚道实在、体贴顾家的好伴侣。同样，娶到高亲和性的妻子，也是男人一辈子的福气。

有关爱情的影视作品中常常把恋爱过程描绘得跌宕起伏、扣人心弦，男女主角经过重重考验终成眷属，我们作为观众看得很享受，但切记现实生活中不要找这样高神经质的人做伴侣。美国心理学家泰·田代认为，高神经质是婚姻关系最大的性格杀手。高神经质的人通常敏感多疑，情绪不稳定，不安全感很强烈。和他们相处犹如驾着小船在大海上航行，随时会遇到狂风暴雨或是惊涛骇浪，让人精疲力尽，难有长久的轻松平静。

（三）拒绝不合适的人

在亲密关系中，我们并不总是关系的发起者、主导者，收到自己心仪对象的表白或追求，我们倍感幸福，会欣然同意。可当追求者不是你爱的人的时候，或者相处一阵你发现自己并不爱对方，或是发现对方并不是合适的选择时，这段关系就成了负担。你会怎么处理？

有的人会选择有意疏远对方，想着让关系慢慢自然冷却，结果对方继续苦苦追求；有的人选择尽量避免和对方单独相处，希望对方能明白他不想继续的心意，结果对方以为是在考验他，比如听到你说"我们不太熟，我不能答应你"，对方心想着要加把劲，让关系先熟起来；听到你说"我年纪还小，不想这么早恋爱"，对方想着"我愿意一直等"；有的人不忍直接拒绝对方，找一些其他理由来回绝对方，比如父母不同意，结果对方大费周章争取到这些人的支持，反过来家人和朋友帮着对方开始施压。

面对自己不爱的人，需要勇敢拒绝。优柔寡断只会让对方越陷越深，对方在你身上投入得越多，他越是舍不得放弃、越觉得是多么爱你。屈服于对方的穷追不舍，你自己内心每天都痛苦。最糟糕的是态度不明，语言上拒绝了对方，但在行动上还和对方保持超出一般朋友或熟人的接触，使对方会错意。曾经有某位大学男生A自称女生B是他的女朋友，尽管女生B从来没有直接承认过这一点，对此，男生A的解释是女生B很矜持，她就是他女朋友，你看约散步她来了，请吃饭她吃了，送礼物她收了。可是突然有一天，男生A发现女生B和男生C亲密地在一起，他怒火中烧，直接抄起一杯药水泼向女生B的脸。这一事件中男生A的行为属于犯罪，但分析原因，可以看到女生B自己也负有很大的责任。长痛不如短痛，面对不合适的人你最需要的是勇敢、坚决地拒绝。在拒绝过程中要尊重对方，态度表达清楚，语言要准确。有些人总担心直接拒绝，太不顾情面，会使对方的感情和自尊心受到伤害，其实说清楚、停止往来是对双方最好的保护。拒绝就是要干脆，不要给对方留一丝幻想。

三、应对好冲突

冲突是婚姻生活的一部分。研究发现，痛苦或幸福的夫妻争吵的频率并没有显著差异，吵架的内容也非常相似，区别在于幸福的夫妻越吵感情越好。夫妻吵架本身不是问题，关键是要能做到"夫妻床头吵架床尾和，夫妻没有隔夜仇"。美国心理学家马克曼（Markman）研究发现，长期避免冲突是造成现代夫妻离婚的头号原因，伴侣提出问题或抱怨时，匆匆逃避或是敷衍了事除了让对方更加讨厌，不能解决任何问题，关系逐渐冷淡，最后成为"相见如冰"。发生冲突的时候，恰好是夫妻双方真情流露的时候，如果双方懂得沟通和化解冲突的技巧，学会安抚自己的情绪，努力了解对方的心意和感受，同时想办法去妥协，让对方也达成心愿，这样夫妻借由化解与修复冲突才会变得越来越相知相爱。

（一）停止抨击

当我们遭遇他人的蔑视和敌视，心态很难保持平和和放松。嘲讽和鄙视伴侣的人反过来也会受到伴侣暴躁、愤怒的对待，甚至陷入双方负面情感交替升级的困境。因此夫妻要克制自己尽量少说、不说尖酸刻薄的话，不做粗鲁暴躁的行为，任何情况下都不应该彼此来回反复地侮辱和讥讽。

（二）准确表述自己的意图

抱怨容易引发防卫，最好是详细具体地指出惹怒我们的特定行为，这样不仅能告诉伴侣我们的想法，还能把谈话重点集中在可处理的、单独的某个行为上。表达时注意不要用"总是""从来不"这样绝对的话语，比如"你总是乱扔东西！你从来就不听我的"；不要用反问句"你不会把衣服挂起来吗？"最好用肯定句直接表达自己的请求，"你把衣服挂起来"；多使用第一人称的陈述句来表达自己的感受，这样可以弱化指责的感觉，比如："我现在很生气"，而不要说"你把我气死了"。最好将对方的具体行为和自己的感受结合在一起简洁地表达，比如："你刚才那样说我母亲，我感到很生气"。

（三）懂得暂停，避免战火升级

争吵时，夫妻双方会不自觉言语升级，翻出陈年旧事，新仇旧恨一起涌上心头，情绪很容易泛滥开来，稍不留意战火就升级。如果平时就约好，双方可在你来我往地破口大骂、侮辱和谴责变得越来越强烈时叫暂停，马上离开现场，自我抚慰，让自己安静下来。可以隔上半天或一天再回来，重新讨论先前所争论的事情。

（四）承担责任，及时修护

前一章节所谈到面对冲突的技巧同样适用于亲密关系中，应关注谈话氛围，主动反省，积极承担责任，为自己过激言辞道歉。做出让步或妥协表明解决问题的诚意；或是友好的、没有讥讽意义的幽默表达，能平息愤怒的情绪，当伴侣在谈论冲突时使用友好的幽默，我们会感觉与他们更亲近，对达成的共识也更满意。

修护是指将争吵变为沟通，好的沟通意味着准确理解对方的意思，同时向对方传达了关注和理解。复述对方的话是最简单的办法，两人轮流当倾听者，让对方能畅所欲言，可以通过复述对方的话来澄清和检验是否听懂对方的意思，当发言者觉得被了解、满意之后，双方再交换角色，原来的倾诉者变成倾听者。这样的沟通能减少误解和错误。例如：

妻子：（高兴）好开心，你妈决定不来咱们家住了。

丈夫：（生气）你是说你不喜欢她来咱们家？

妻子：（吃惊）没，我没说不喜欢她来，只是接下来半个月是我一年中工作最忙的时候，我没时间照顾她。

丈夫：（松了口气）哦。

沟通中妻子要尽可能温和地发言，而丈夫要特别虚心地倾听。如果双方能在争吵中直接使用这样的对话沟通是最为理想的结果。

冲突结束时至少应该达成妥协，夫妻彼此让一步，都得到一些满足。更好的是整合两人的需求，协商出新的目标或是方案，创造性、灵活性地满足双方最初的目标和期望，比如假期里丈夫想回老家看看，但妻子想去景点游玩，最后决定找途经老家的景点去旅游。

四、培育亲密感

（一）多自我表露

研究表明人际交往存在表露互惠效应，一个人的自我表露会引发对方的自我表露，我们会对那些向我们敞开胸怀的人表露更多。与情境相符的自我表露能在亲密关系中孕育喜爱和满意。美国心理学家亚瑟·阿伦（Archur

Aron）开展了一项经典的实验，邀请陌生男女两两结伴，轮流问对方36个问题，结果30%的人表示在聊完这些问题后，他们和同伴的关系，已经超过他们人生中任何一段关系；有35%的人在实验结束后开始和同伴约会；有一对甚至在六个月后结婚了。神奇的效果来自于这36个问题设计的层层深入，从喜好开始，谈论过去的经历，开始变成"我们"，开始分享尴尬和隐私，最后分享内心深处的价值观。

亲密关系的发展过程像跳双人舞，你走一步，我跟随着走一步，我表露一点，你表露一点，但不能太快太多，太多显得不谨慎、不可靠，然后你再表露一些，而我再给出进一步的回应。同时，不应仅仅是在沮丧的时候表露生气、焦虑等负面的感受和看法，更应该在开心的时候表露，关心、温情和呵护的表达对于伴侣是巨大的奖赏，爱在心中藏着是不够的，最好清楚明白地表达出来。

与一般伙伴的谈话相比，亲密伴侣间的谈话表现出他们能准确了解对方的心思，表现出更多的自我表露，令人更加放松。自我表露不仅有益于我们的人际关系，而且有利于身心健康。与那些只是肤浅地闲聊的人相比，能触及人性的深入交谈和彼此敞开心扉的人更加健康。

（二）多表达爱意

假设你在街边绿化带里发现一张百元大钞，钞票满是泥土，应该是掉落在这里很久了。假如你把这百元大钞塞进口袋，回到家却发现钱不见了，你感觉会怎样？你肯定很失望。这钱本就不是你的，你为什么会失望呢？这是人性的规律，失去通常比得到对我们影响更大。相似的，亲密关系中的烦恼比喜悦的事情给我们带来的影响更大。经过恋爱，我们会对伴侣的爱意习以为常，婚后这些恋爱期间的浪漫行为一旦减少或是消失，会带给我们更多的失望。哪怕是同一时间，爱人先后表扬和批评了你一句，你大概更多记得对方批评你的感觉。坏事情比好事情总是更有力。要维持满意的亲密关系，我们需要更多的好感觉来抵挡无法避免的糟糕体验，美国心理学家葛特曼（Gottman）等人提出一个观点，要维持良好的亲密关系，伴侣间正面积极的交流和负面消极的交流至少要维持在 5 : 1，不能维持大量正面积极交流的夫妻，其婚姻失败的风险要增加一倍。

如何表达爱意？心理学家黄维仁总结了伴侣间有五种爱的语言，了解自己和伴侣习惯的爱语，并持续地给予，定能促进亲密关系。第一种是肯定的言语。对于伴侣的行为表现及时给予言语上的赞美和欣赏，或是鼓励和安慰，"一句良言，使心欢喜"。第二种是珍惜共处。在一起的时候给予对方全部的注意力，满眼都是对方，如同恋爱约会的时候总是四目相对，婚姻中也需要如此，比如一起散步，一起看电影，表达出陪伴和在意。第三种是送礼物。没有人不喜欢收礼物，礼物里都包含爱、传达着爱。精心挑选或是制作的礼物是提醒对方"我还爱着你"的东西，礼物不在于贵重，而在于是不是伴侣所喜欢的。第四种是服务。要有爱的奉献，继续像恋爱期间一样，自愿积极主动为伴侣做些事。比如说在很多婚姻里，丈夫到厨房帮忙洗碗，很多妻子都觉得被爱，因为感觉到丈夫的体贴。心甘情愿地为对方服务，这行动本身有时候能给人的力量是金钱所不能衡量的。第五种保持身体亲密的接触。肢体接触是人类感情沟通的一种微妙方式，也是表达爱的有力工具。研究表明爱的抚摸能显著促进早产儿的发育，成人也是如此，不仅仅是性生活，牵手、搂肩、拥抱都能唤起身体美好的感觉。

伴侣要了解彼此习惯的爱语，给予对方能感觉到的爱，否则两人在不同的频道上，再怎么表达爱意，对方都是收不到的。比如，一位习惯用行动来表达爱的丈夫为讨爱人欢心做了很多事情，但妻子总是抱怨丈夫从来不夸奖自己。知其所好、投其所好就显得非常重要。

（三）帮助对方成长

伴侣之间的生活不是只有爱情，还有工作和其他生活，如果彼此支持，做对方坚强的后盾，共同应对好工作和生活的挑战，必能促进和巩固亲密关系。

伴侣之间的支持表现在很多方面。在伴侣需要具体的帮助、资源或物资时提供实质性的帮助，例如照顾孩子、做家务、照顾对方父母或是推介客户等，减轻伴侣的负担，这样的支持可以减轻彼此的压力，增强感恩之心和相互依靠的感觉。

在伴侣需要倾诉、得到安慰或鼓励时提供情感上的支持，可以是温暖和安慰的话语、倾听和共情，也可以是身体上的接触和拥抱，让他感受到支持和理解，帮助他应对压力和困难，减轻负面情绪，比如在工作中受到挫折、在家族关系中受到委屈的时候。

在伴侣需要了解信息、解决难题或作出决策时提供有用的信息和建议，帮助对方作出决策，比如在为是否要对未见收益的项目加大投入而犹豫的时候，在选择工作岗位的时候等。彼此有足够多的帮助，会在帮助对方的过程中成为对方的"贤内助""顶梁柱"的同时成就了自己。如果不仅仅是在现实工作和生活的层面互帮互助，更进一步，还在精神世界里相互促进，帮助对方得到人格上的成长，那便是理想状态了。

【练习活动】

一、亲密关系质量自评

由1分（极不满意）到6分（极满意），你对下列亲密关系中十个方面的满意程度是多少分？（不适用的项目可略过）

	极不满意		--		极满意	
1.金钱管理	1	2	3	4	5	6
2.感受关爱	1	2	3	4	5	6
3.冲突处理	1	2	3	4	5	6
4.性关系	1	2	3	4	5	6
5.家务分配	1	2	3	4	5	6
6.子女教养	1	2	3	4	5	6
7.姻亲关系	1	2	3	4	5	6
8.朋友交往	1	2	3	4	5	6
9.休闲娱乐	1	2	3	4	5	6
10.宗教信仰	1	2	3	4	5	6

由1分（完全不同意）到6分（完全同意），你对下列八个描述亲密关系的句子的同意程度如何？总分是多少？

　　　　　　　　　　　　　　　完全不同意　--　完全同意

1.我的伴侣经常批评我的个性，对我进行人身攻击　1　2　3　4　5　6

2.我中性的话语或行为经常被伴侣误认为带有恶意　1　2　3　4　5　6

3.我们无法讨论问题，小小的争执经常会一下子失控，

　战火升高变成彼此凶狠对骂，带来更深的伤害。　1　2　3　4　5　6

4.我们经常冷战，关系像条紧绷的弦。　　　　　　1　2　3　4　5　6

5.我的伴侣经常对我冷嘲热讽，表露轻蔑、厌恶。　1　2　3　4　5　6

6.我们争执时，总有一方不愿再谈，开始退避三舍，

　离开现场。　　　　　　　　　　　　　　　　1　2　3　4　5　6

7.在这个亲密关系中，我觉得不安全，无法对我的

　伴侣吐露心事，表达我真正的心声与感受。　　1　2　3　4　5　6

8.在这个亲密关系中，我觉得很寂寞。　　　　　1　2　3　4　5　6

请把评估二的八题的分数加起来

　　　　　　　08 ~ 18 分　绿灯区

　　　　　　　19 ~ 36 分　黄灯区

　　　　　　　37 ~ 48 分　红灯区

　　　　　　　　　　　——摘录自黄维仁著《亲密之旅》

第七章 大众追求心理健康过程中的误区

第一节 过分追求"正能量"

微信朋友圈里充斥着大量的早间分享、每日分享，比如"让自己变幸福的小事"，转发的都是些看似正确的句子，比如"真正有远见的人，往往会摒弃影响能量的情绪和杂念，不断修剪自己，为自身赋能，以更好的状态向前拼搏和成长"。在知乎等平台也有大量如何保持正能量的分享。社会上的心理学爱好者们尤其喜欢转发此类所谓"正能量"的文字。

过分追求"正能量"的人内心充满了各种"应当"，比如，应当努力、应当感恩、遇到困难应当坚持，等等。这导致他们在生活中听不得他人抱怨和诉苦，也容易拿"正能量"来压制他人、规训他人。

当"正能量"同"成功""幸福"紧密联系在一起的时候，成功等于幸福，追求幸福就是追求成功，成功了就自然幸福，为成功而努力奋斗就是正能量，心理健康知识成为追求成功的手段或工具。在这种励志倾向下，心理健康教育与成功学、心灵鸡汤互相混淆、纠缠在一起。

20世纪90年代开始，以陈安之为代表的成功学在我国大行其道。他们自称是在教授人们如何成功，他们宣称成功不是偶然的，而是可以通过掌握正确的方法和技巧来实现的，成功人士的成功是可以学习的。所强调的观点非常契合传统文化里"事在人为""人定胜天""吃得苦中苦方为人上人"等思想。这些成功学大师都是演讲达人，深谙群体催眠的技巧，他们每一次公开宣讲都像是开演唱会，有激扬的音乐、激情四射的演说、深情又励志的分享。成功学总是让你热血沸腾，它们迎合、鼓动人们物欲狂躁的心，认定美好的人生就是上名校、进大公司、当领导、当老板、住豪宅、环球旅行、尝遍各色人间美味，早日实现财务自由，使得人们各种卷、各种比较，卷得累了，喝一碗"心灵鸡汤"继续奋斗（卷）。

《心灵鸡汤》本是美国作家杰克·坎菲尔出版的一本以哲理小故事和人生感悟分享为内容的畅销书，我国的《读者》《意林》等杂志也属此类文风。如今"心灵鸡汤"变成"通俗易懂、温暖人心、能够励志，又不乏智慧开示"的代名词。"心灵鸡汤"成为百忧解，成为慰藉自己、激励自我的方剂，把情绪上的负能量转换为正能量，让人活在积极进取或风轻云淡当中，对万事万物露出愉快的微笑。

有人总结成功学的核心思想是，你只要努力，就能成功；而心灵鸡汤的核心思想是，只要想得开，你就已经成功。两者看似不同，内在逻辑上却相似。常见的包括以偏概全、断章取义、偷换概念等。他们往往只过于强调某一主观因素或客观因素的作用，而忽视其他综合因素。

尽管成功学、心灵鸡汤有一些调节情绪、激励或抚慰人心之功效，但我们要清楚心理健康教育和它们有本质区别。我们要警惕社会上某些人打着心理健康教育的旗帜，兜售成功学或是心灵鸡汤。

一、目标不同

心理健康教育重点帮助人们追求的是自在、舒展等内在心理感受。

而成功学追求的是世俗的成功，尤其是激进的厚黑学或是社会达尔文主义，完全以结果来论成败，它奉行的是强者生存，认为人应该适应社会，哪怕是违背自己的本心、扭曲心灵、践踏道德和法律，一旦方向不正，很容易陷入为达目的不择手段的状态。

二、基本假设不同

心理健康教育认为幸福更多来源于行为本身（比如努力、积极），而不是行为的结果（金钱地位）。强调成功有多种表现，金钱和地位只是其中一种，同时也承认人的脆弱性、复杂性。

成功学认为人能完全掌控自己，靠主观意志能改造自己。所以通过训练，人可以变得没有负面情绪、没有恐惧、没有焦虑，可以长期坚持面对任何痛苦。

三、方法不同

心理健康教育有严谨的逻辑过程，是以心理学，特别是积极心理学的研究为基础，强调结论的科学性和普遍性，有方法可循。心理健康教育帮助人们学会思考、去质疑，探索自己的心理世界，在自己的生活中体悟这些规律的运用。

成功学或心灵鸡汤多是从某些成功人士、名人的事例出发，从一些偶然的故事中推演或类比，得出某些人生感悟，把生活的困难、人生的烦恼简化为努力问题和心态问题，如"只要努力就一定能成功"和"只要看得开就等于已经成功"，不考虑个人努力、善良、真诚这些品质和成功、幸福之间复杂的非线性关系，过于强调人的主观能动性，全然无视世界的复杂多变。同时这些结论多是应然的，比如为人处世应当看得开、放得下，可是它们并不教导你如何才能做到，只有自己大声重复"我很强""我能行"等口号。

第二节　过分排斥"负能量"

与过分追求"正能量"相对应的是社会上普遍存在过分排斥"负能量"。其表现有许多方面。

其一，日常生活中，"远离负能量"的信条广为流传。美国人大卫·霍金斯将物理学的能量和磁场概念引入到心理学，在《意念力——激发你的潜在力量》一书中提出，人的心理能量有高低，且对我们的影响是不可思议的，当正能量的人出现时，他的磁场会带动万事万物变得有秩序和美好。而当一个人心里充满了负能量，伤害的不仅是自己，也让周围磁场变得紊乱和糟糕。和喜欢炫耀的人在一起，你也会慢慢变得虚荣；和经常质疑你的人在一起，你也会慢慢地开始不相信自己；和满身负能量的人在一起，你也会变得消极、低沉、悲观……很多时候，我们活得不开心并不是因为自己犯了什么错，而是身边有了这样一些错误的朋友。所以要远离负能量的人。

其二，表现得对心理问题的过分关注，满眼都是问题、人人都有问题，将负面感受心理问题化，将心理问题疾病化。

在受过一些心理健康教育的人中间，特别是教师和心理咨询学习者，很多人对学生、青少年的各种不符合学校要求、社会规范的行为表现得高度敏感，将其症状化、问题化。比如，有学生上课不听讲，老师就怀疑该生是不是多动症；有学生考前有些紧张，老师就怀疑他是不是患了考试焦虑症；孩子有几天不想上学，父母就开始忧心孩子怎么厌学了；而"抑郁"是被怀疑的最常见心理问题。在心理咨询相关从业人员眼里，人格障碍的人是比比皆是，张某某严重以自我为中心，自恋问题严重；王某某特别害怕和别人意见不同，害怕别人不理她，这是依赖性人格；某某反复自残，肯定是边缘性人格；等等。

笔者有理由怀疑如今青少年心理问题、心理疾病的发病率显著上升，并不是青少年真的出了问题、越来越不健康，而是被恶化。理由有四点，

（1）最近几十年心理问题和心理疾病的类目日益膨胀。根据美国退伍军人管理局的统计，二战后美国只记录了26种精神疾病。1994年美国《精神疾病诊断与统计手册》（DSM-IV）发布时，精神疾病增加到297种。比如最初

的自闭症变成"广泛性发育障碍"（PDD），如今扩大为"自闭症谱系障碍"（ASD）。一旦心理学界或是精神医学界提出某个疾病或问题，很快各地就会爆炸式地报告此类案例。比如，空心病这一概念，宣传得越多，好像符合这类症状的人就越多。

（2）精神医学诊断的标准越来越宽松，例如，注意力缺陷多动障碍（ADHD），1994年DSM-IV对其标准进行简单改动之后，该病的流行率便有所提高，且这一趋势在2013年DSM-V发布之后进一步加强。再比如抑郁症，对那些亲人离世的人，在DSM—Ⅲ中，出现抑郁症症状1年以上才诊断为抑郁症，DSM—IV修改为持续两个月以上即可，而DSM-V进一步修改为症状持续两周就算是抑郁症。

（3）诊断的"简单化"。出现心理量表测查用于诊断的倾向。从学理上讲，绝大多数的心理测试结果并不能直接作为诊断的依据，但在现实实践中，这样的问题时有发生。在某些医院，患者先被要求做各种问卷测量，随后医生简单询问几句就给出诊断。甚至教育部门曾一度发文，要求在各级各类学校开展针对学生的抑郁症筛查，所幸此事不了了之。

（4）相比精神分裂症多年稳定的患病率，抑郁症的发病率在最近30年急剧上升。精神分裂症的患病率从1986年的0.48%到1993年的0.53%，再到2005年的0.78%，40年基本稳定。而同期抑郁症的患病率从0.04%到0.05%，再到6%，1993年到2005年增长了120倍。（徐凯文.12年增长120倍，抑郁症大流行，是过度诊断的结果吗？引至：https://www.sohu.com/a/533307246_100234156）

第三节　出现误区的原因

趋利避害是人的本性，出于保护自尊的需要，将自己置于好的、美的、勇敢的、果断的、坚持的位置，将自身不好的感受、想法外化，视为他人的、社会的、情境的责任。追求心理健康过程中的这两种倾向可以看作社会整体的自利归因偏差的表现。所谓自利归因偏差是指，人们在看待、处理、评价一件事或一个人的时候，总是站在对自我有力的角度进行解释。

当事情得到积极、正向的结果，或是取得成功时，人们倾向于将功劳归为自己，是自己聪明、能干、坚持等的结果，是自己的"正能量"发挥了作用；当事情出现消极、负面的结果时，人们偏向于归为外部因素，认为是其他人而非自己的责任。比如，将沮丧的感觉、烦躁的情绪视为"负能量"的同事或朋友传染过来的，所以要远离这些"负能量"的人。当孩子、学生，包括成年人自己出现不符合社会要求的行为、想法时，我们将这些行为和想法视为"负能量"，当承受不了时就会进一步将这些"负能量"外化为不受人控制的心理疾病，从而免除自己的责任和自责。

哪些是"正能量"？哪些是"负能量"？区分的标准何在？谁有资格来区分？话语权总是掌握在强势方。比如，手机网络成瘾可被视为典型的例子。父母、老师、社会认为青少年应该努力学习，不应该玩手机，青少年玩的时间再少，在父母、老师的眼中都是不应该的。而成年人自己玩手机则是工作的需要、社交的需要、娱乐放松的需要。好像从来没有成年人被送去戒网瘾。难道网络成瘾是青少年的专属疾病？

这种过分追求"正能量"，排斥"负能量"的倾向，最根本的原因在于，不管是社会、个人还是心理学界，普遍存在着阴阳对立、将积极与消极对立的倾向。近年来，积极心理学、正能量、追求幸福、个人成长等，这些词汇成为流行用语。心理学家迎合、煽动着这样的对立，试图找到永远幸福、持续开心的秘诀，忘了阴阳并非对立还有互含和转化的关系、积极与消极只是相对而言的事实。

因此，笔者认为心理健康的目标状态不应该是幸福或是开心、积极阳光，而是接受生活的现实，在生活的起伏和悲欢离合中保持自在的状态。心理健康与成功与升官发财或是金榜题名无关，没有一个完美的心理健康状态是难以应对所有生活的苦难的。心理健康不等同于完美，不等同于圣人。相比心理不健康的人，心理健康的人只是多了些自知、多了些自爱、多了些自信，他们遇到困难和挫折也会有焦虑、担心、生气、难过、彷徨等所谓消极情绪，只不过他们知道，这些"糟糕"和那些"欢乐"终将到来，也终将过去，他们不会去额外地和这些"糟糕"斗争，也不会额外地去强留那些"欢乐"，犹如冲浪，他们只是感受、体验、享受着当下生活的起伏本身，仅此而已。

参考文献

[1]罗兰·米勒. 亲密关系（第6版）[M]. 王伟平，译. 北京：人民邮电出版社，2015.

[2]马歇尔·卢森堡. 非暴力沟通[M]. 阮胤华，译. 北京：华夏出版社出版，2012.

[3]黄维仁. 亲密之旅[M]. 北京：中国轻工业出版社，2010.

[4]科里·帕特森. 关键对话：如何高效能沟通（第2版）[M]. 毕崇毅，译. 北京：机械工业出版社，2017.

[5]许维素. 建构解决之道——焦点解决短期治疗[M]. 宁波：宁波出版社，2013.

[6]戴维·迈尔斯. 魅力何来：人际吸引的秘密[M]. 寇彧，译. 北京：人民邮电出版社，2012.

[7]泰·田代. 永远幸福的科学[M]. 靳婷婷，译. 北京：中信出版社，2016.

[8]彭凯平. 吾心可鉴：澎湃的福流[M]. 北京：清华大学出版社，2016.

[9]杨眉. 心理关键词影响你的一生[M]. 广东：花城出版社，2011.

[10]怀斯曼. 正能量[M]. 李磊，译. 长沙：湖南文艺出版社，2013.

[11]芭芭拉·弗雷德里克森. 积极情绪的力量[M]. 王珺，译. 北京：中国人民大学出版社，2010.

[12]米哈里·契克森米哈赖. 心流：最优体验心理学[M]. 张定绮，译. 北京：中信出版社，2017.

[13]翟学伟. 人情、面子与权力的再生产[M]. 北京：北京大学出版社，2015.

[14]翟学伟. 中国人的关系原理：时空秩序、生活欲念及其流变[M]. 北京：北京大学出版社，2011.

[15]克里斯托夫·安德烈，弗朗索瓦勒洛尔. 恰如其分的自尊[M]. 周行，译. 北京：生活书店出版有限公司，2015.

[16]范红霞. 大学生心理健康——心理教育与心灵培育[M]. 北京：高等教育出版社，2014.

[17]贾晓明. 大学生心理健康——走向和谐与适应[M]. 北京：北京理工大学出版社，2007.

[18]中央人民广播电台"中国之声"社会新闻部. 学习爱：与心理学专家贾晓明关于恋爱心理的对话[M]. 武汉：武汉大学出版社，2006.

[19]海特乐. 爱就是彼此珍惜——幸福婚姻的对话[M]. 黄维仁，李淑烟，译. 北京：新华出版社，2005.

[20]特丽·阿普特. 赞扬与责备：剑桥大学的沟通课[M]. 韩禹，译. 贵阳：贵州人民出版社，2020.

[21]朱莉·卡塔拉诺，亚伦·卡明. 情绪管理：管理情绪，而不是被情绪管理[M]. 李兰杰，李亮，译. 北京：中国青年出版社，2020.

[22]罗纳德·B. 阿德勒，拉塞尔·F. 普罗科特. 沟通的艺术：看入人里，看出人外[M]. 黄素菲，李恩，王敏，译. 北京：北京联合出版有限公司，2018.

后记一

趋利避害、喜乐避苦是人之天性，所有心理问题的源头都是不如意、得不到满足、求之不得所带来的，这些可以称为心理冲突，也可以简称为烦恼。烦恼的产生来自于三个方面：人与自然、物质世界的关系，比如希望有丰富的食物、能快速到达某地，夏天希望房间凉快点，冬天希望房间暖和些，等等；人与他人的关系，比如希望得到他人的喜欢、尊重、公正对待，得到温暖等；人与自己的关系，希望自己内在统一、有连续感、自己喜欢自己等。人与物质世界的关系属于生产关系，靠劳动、发明、科技进步来解决、满足需要。当需要得到满足时，人们就觉得自己幸福，当需要得不到满足，人们就倍感烦恼。古今中外，人们应对烦恼、寻找幸福的方法有三大类。

第一种试着减少烦恼。比如行为主义试图去除不合时宜的行为习惯，通过系统脱敏、强化等手段以减少、消除引发烦恼的恐怖、焦虑、抑郁等症状；精神分析，聚焦于困扰问题，试图去寻找与烦恼情绪相关的成长经历，假设人们理解了烦恼产生的过程，理解烦恼如何在生活中重复上演，就能重新选择自己面对生活的反应，烦恼就会随之消失；认知疗法，聚焦于不合理的思维模式，认为成长过程中习得的偏执、消极、悲观的自动化思维模式是引发烦恼的根源，将思维模式变得灵活、乐观、有弹性，就能减少烦恼。认为烦恼少了，幸福就会增加。

第二种试着增加快乐。典型的代表如积极心理学，强烈反对过于关注焦虑、抑郁、强迫等烦恼，认为当人们专注于烦恼时，烦恼就会占据整个头脑，看到的问题就会越来越多，不如多研究人的积极感受，比如爱的感觉、幸福的片刻、感恩的瞬间等，让快乐多占据一些头脑，人就会感觉幸福。以此为基础，后现代的心理咨询技术，如焦点解决短期疗法，甚至可以不问来访者的烦恼是什么，不问烦恼的发生过程，只是不断地询问，生活中可有不烦恼的片刻。这些片刻如何发生，如何让这样的片刻多重复，认为快乐多一点，烦恼就显得小了。

除此之外，其实还有第三种，就是不刻意追求幸福，也不刻意回避烦恼，只是如实地接受生活，如实地生活即是自在。现代心理学对此很陌生，但在中国传统文化里很常见。它在思维上是辩证的，"没有坏，哪来好""未尝过苦，哪会觉得甜""祸兮福兮，祸兮福所倚，福兮祸所伏"，当留恋快乐或幸福而不能持续时就生出烦恼，而烦恼中也可能包含着积极的感受，比如担心孩子在外过得不好的背后藏着对孩子深深的爱，对孩子爱得太深到舍不得放手，便生出亲子矛盾的烦恼。它在情感上是全然地接受，不偏爱喜悦、幸福，不厌烦痛苦、难受，而是感受这一切，做好准备迎接情绪的流淌和变化。它在行为上以事实为根据，而不是以自己的好恶为准绳，即"不求如心，但求如实"。因为它相信人自己只是自身发展的影响因素之一，其他的因素如出生背景、时代、机遇等都影响着我们的发展，这些因素的影响力甚至大于人的自我意志。正如孟子所言"求则得之，舍则失之，是求有益于得也，求在我者也；求之有道，得之有命，是求无益于得也，求在外者也"，亦是孔子所言"尽人事听天命"。

哪怕同样是圣人，都是得大自在的，孔子、孟子和王阳明等都是各不相同，因为每个人的天生禀赋不同、生长环境不同、机遇不同。作为普通人，我们不必追求成佛、成贤、成圣，只需如实地活在当下，自在一点就好。

做到怎样才算过得自在？没有答案，如人饮水，冷暖自知。

后记二

断断续续近三年，书稿终于完成。我要特别感谢我妻子马维娜的支持以及催促，否则还不知道要延后多久才能完成。

写作过程之艰难非亲历者不能体会。书稿的完成于我可算是一项成就，不在于书的内容是否正确，文笔是否流畅，观点是否新颖，仅在于能最终完成此项工作。当我在准备写这本书的时候，我总是在担心自己写不了，表达不出来自己的东西，总想着怎样理解清楚、弄透彻再写。因为写书在我心底是件神圣的事情，小时候家里订阅了《人物》杂志，介绍的都是语言学家吕叔湘这类大学者和他们的著作。越是内在这样地幻想和高期待，越是理不清头脑里的东西，不敢下笔，然后又自责。当我意识到这样的幻想之后，试着练习"课题分离"，说服自己"把这本书写出来是我的事，评论好不好是读者的事"，于是，决定不管好坏，先把自己平日的想法和理解表述出来。

好不容易把自己零零碎碎的东西写完，发现内容不完整也不丰富。接下来开始查阅相关资料和书籍，对照名家们的作品，又发现自己的理解实属肤浅，越是查阅越觉得自己看得不够多。很长一段时间看得多写得少，写作的过程再次近乎停滞，心也没法安定，一再延期。

某天突然看到一则故事，一位老太太独自一人徒步完成从美国西海岸到东海岸的壮举，记者采访她怎么做到的，她回答"很简单啊，抬起左腿，然后抬右腿，然后再抬左腿，就这样"。这句话给了我很大的启发，写书不也是这样吗？只管去做，坚持去做，哪怕是一天时间只是修改了几处字词，多少也是在推进，总有一天能写完。就是这样不时地提醒自己，我坚持到今天终于完成书稿。

　　阅读其他书籍、整理资料和写作书稿的过程，也是我梳理和反思自我的过程，经过这漫长的情感起伏，我感觉自己好像自在了很多。

　　记录这一过程，以为后记。

　　非常感谢你能阅读到这里，希望你也能过得自在一点。